动机干预技术应用手册

陈文姬　梁艳　主编

东南大学出版社
SOUTHEAST UNIVERSITY PRESS
·南京·

图书在版编目（CIP）数据

动机干预技术应用手册 / 陈文姬，梁艳主编．
南京：东南大学出版社，2025.3． -- ISBN 978-7
-5766-1837-2

Ⅰ．R4-62
中国国家版本馆 CIP 数据核字第 20242PK873 号

责任编辑：张　慧　　责任校对：子雪莲　　封面设计：王　玥　　责任印制：周荣虎

动机干预技术应用手册
DONGJI GANYU JISHU YINGYONG SHOUCE

主　　编	陈文姬　梁艳
出版发行	东南大学出版社
社　　址	南京四牌楼2号　邮编：210096
网　　址	http://www.seupress.com
出 版 人	白云飞
经　　销	全国各地新华书店
印　　刷	南京玉河印刷厂
开　　本	700 mm×1 000 mm　1/16
印　　张	11.5
字　　数	196 千字
版　　次	2025 年 3 月第 1 版
印　　次	2025 年 3 月第 1 次印刷
书　　号	ISBN 978-7-5766-1837-2
定　　价	39.00 元

本社图书若有印装质量问题，请直接与营销部联系。电话（传真）：025-83791830。

序

随着社会的发展、生活方式的转变和人口老龄化的加剧，慢性非传染性疾病已成为威胁人类健康的主要因素之一，给个体、家庭乃至社会造成了沉重的负担。生活方式是对人类健康影响最大的因素，原发性高血压病、糖尿病、慢性阻塞性肺疾病等慢性疾病的发生、发展及恶化的主要诱发因素多数与年龄增长、生活方式、个人行为、情绪及心理因素密切相关，根据我国疾病负担归因危险度分析，不良生活方式因素已经占到了58%。因此，健康教育，推行健康生活方式，减少疾病发生，强化健康责任人自我管理意识，是实现《"健康中国2030"规划纲要》基本策略。

全科医生是居民健康"守门人"。国家通过建立全科医师首诊制度，以家庭医生签约服务的形式，为居民提供针对性健康保障，包括健康评估、健康指导、健康宣教等服务。因此全科医生需要具有较强的沟通能力、协调能力、管理能力，帮助居民自觉践行健康生活行为。

东南大学附属中大医院是国内较早的成立全科医学科的三级甲等医院，是国家首批全科住院医师规范化培训基地，2020年获评国家首批住培重点专业基地。以陈文姬主任为核心的全科医学团队积极探索，长期在全科医学学科建设、学术探索、基层卫生人才培养等领域深耕，形成了独特的全科医师培训模式。《动机干预技术应用手册》就是基于该团队的临床实践和研究成果，将医学心理学、行为医学、生物医学、健康教育学等理论，结合我国居民文化心理特点，在临床实践中总结出来，旨在培养全科医生的动机干预技术，提升针对慢性病患者的管理能力，赋能居民健康责任人意识。

该书分为上下两册，上册介绍了动机干预技术的理论渊源，以及实践中的改良方法和具体语言的应用；下册主要从学习和培训者的角度，介绍了如何学习和掌握该项语言技术，以及遇到的常见问题。书中附有大量临床案例，贴近全科医生临床工作实际，希望通过阅读和实践能够提升全科医生健康教育能力，并在实践过程中达到自我成长。

该书内容虽然主要针对全科医生，也适用于其他临床医生或者健康管理的从业者；文笔流畅，浅显易懂，具有很强的实用性；对于提升全科医生医疗服务能力起到重要的作用，故欣然提笔作序，推荐给广大全科医生，或者有兴趣的读者。

滕皋军

中国科学院院士
东南大学附属中大医院 主任医师/教授
2024年冬于南京

前　言

笔者从医近四十年，看过太多的患者（尤其是青壮年患者）在患病后、临终前自我反思，悔不当初忽视保健。他们后悔没有听医生的话——不吸烟、少饮酒、多运动、不熬夜、定时体检、早诊早治、按时服药等。作为医生，面对懊悔的患者时，只能眼看着他们遭受痛苦，深感无力，只能说些苍白的安慰语言。

笔者还是医学生时就对《黄帝内经》中《素问·四气调神大论》中的"是故圣人不治已病，治未病；不治已乱，治未乱，此之谓也。夫病已成而后药之，乱已成而后治之，譬犹渴而穿井，斗而铸锥，不亦晚乎"印象深刻，这段话语言精练质朴，蕴含智慧。笔者正经历着国家经济腾飞，人民物质生活愈加丰富，文化娱乐活动精彩纷呈，居民生活幸福指数节节攀升，人均寿命逐渐延长的美好时代；却也切身感受到诸如糖尿病、高血压病、脑梗死等慢性病的发病率逐年增长，带病延年现象普遍化，慢性病患者年轻化。慢性病给患者个人、家庭，以及国家都带来了沉重的经济负担。虽然预防为主、防治结合是医疗系统的主导思想，但是在实际执行中，重治疗、轻预防的行为普遍存在，如临床医生关注的是患者的血糖、血压、血脂是否正常，是否遵医嘱服药；虽然也会对患者进行减重、减盐、减油、多动等生活方式的指导，但患者能否做到，多数医生不会去深究、追踪；如果患者因为行为放任而病情加重，医生反而可以以慢性病治疗困难为由进行自我慰藉："能做的我都做了，该说的也都说了，但是患者不听我的，我也没有办法。"

慢性非传染性疾病是与年龄增长、个人情绪、行为及生活方式等密切相关的难治愈性疾病。慢性病的防治需要调动全社会每个人的力量，强化个人健康责任。全科医生作为健康"守门人"，有责任守护居民健康，是健康促进工作的具体实施者，理应做好健康教育。健康教育的终点目标是居民掌握健康知识，并落实到个人日常行为中。医生对行为干预"没办法"是"有心无力"的表现，即健康教育方法单一，缺乏行为干预的技能，缺乏对慢性病人的综合管理能力。

早在2012年，笔者有幸通过江苏省科技支撑计划（社会发展）项目"城市社区老年人常见慢性疾病医疗服务技术应用研究与服务示范"首次接触到了动机式访谈。实践中发现该理论和方法对管理具有健康危险因素的慢性病人非常有效，干预者能够通过语言启发患者对自我的认识，从而启发其自我改变的言行。但是动机式访谈源于西方，是根据西方人的心理文化在实践中总结出来的谈话技巧，看似简单，但要掌握它并不容易。相关书籍中译本的部分内容也晦涩难懂。因此，笔者萌生了编写一本有助于我国全科医生学习的手册的想法，于是有了这本《动机干预技术应用手册》。本书分上下篇：上篇根据临床实践，将医患间的互动交流，结合我国文化习俗和语言表达方式，进行口语化的描述；下篇通过培训全科医生的实例，总结学习和应用该技术的实践经验。希望全科医生通过阅读本书，能够理解动机干预技术，并在实践中掌握该技术。

在本书编写过程中，笔者遇到了诸多挑战和困难，这愈发坚定了笔者推广动机干预技术的信念与决心。相信经过不断努力推广，会有更多的全科医生了解和掌握动机干预技术。笔者首先遇到的困难是知识储备不足：美国心理学家威廉·米勒（Willian R. Miller）和英国心理学家斯蒂芬·罗尔尼克（Stephen Rollnick）经过十余年的合作编写了《动机式访谈法：帮助人们改变》（*Motivational Interviewing: Preparing People for Change*）一书，首次提出动机式访谈技能，迄今已经有四十余年，动机式访谈法训练师网络（MINT, http://www.motivationalinterviewing.org）上有海量研究数据。该书在不断修改、扩充的基础上再版四次。虽然笔者在临床工作中能将动机干预技术应用自如，在帮助患者改变不良行为习惯的实践中取得了明显效果，也培训了数百名全科住院医生，但是对笔者而言，要将心理学、生物医学、健康管理学等内容整合，并进行本土化的改造，仍是一项很大的挑战。比如：帮助过的患者数量有限，培训的全科医生掌握相关技术的水平也参差不齐，难以做到标准化；所举案例也是对常见健康问题的语言描述，讨论临床上遇到的困难病案的较少；对技术应用和培训的效果也没有附上有效性研究数据等。笔者经常有一种力有不逮之感。国内仅有少数心理学从业者开始进行动机式访谈的相关理论介绍；即使在香港，也只有个位数的国际认可的动机式访谈培训师在实践。

笔者遇到的另一个难题是写作形式和风格。动机干预技术作为一门实用的语言艺术，其魅力在于语言应用灵活多变。单纯做理论阐述难以展现其精髓，而直接呈现医患交流场景又恐过于单调。如何在两者之间找到平衡点成为笔者反复思量的焦点。希望本书能够启迪和帮助广大全科医生理解动机干预技术的语言妙用，通过实践提升管理慢性病患者的能力。另外为了增加可读性，本书也尝试了将传统的文字性内容与多媒体结合，希望通过文字和视频共同演绎，更好地展示动机干预技术的语言魅力和临床效果。

最后，衷心希望全科医生们能够通过阅读本书，掌握动机干预技术的精髓和要义，并将其灵活应用于临床实践。同时也期待广大读者提供反馈和建议，以便我们不断完善和优化本书内容。

陈文姬

2024 年 12 月

动机干预读者调查

目 录

上篇　动机干预技术操作篇

第一章　健康教育是慢性病管理的核心 ·········· 003
 第一节　健康教育在慢性病患者管理中的重要性 ·········· 003
  一、慢性非传染性疾病的危害及影响因素 ·········· 003
  二、强化居民健康责任人意识 ·········· 004
  三、全科医生是居民健康"守门人" ·········· 005
 第二节　提高全科医生健康教育能力的重要性 ·········· 007
  一、存在问题：全科医生健康教育能力有待提升 ·········· 007
  二、改变原则：提升健康教育能力从转变观念入手 ·········· 007
  三、健康教育的基本理论 ·········· 008
 第三节　将动机干预技术引入健康教育中 ·········· 013
  一、动机式访谈的来源与精神 ·········· 013
  二、积极心理学的干预技能 ·········· 015
  三、以动机干预技术赋能全科医生实施健康管理 ·········· 017

第二章　动机干预技术操作方法 ·········· 020
 第一节　结盟阶段：建立关系，把握方向 ·········· 020
  一、干预技术之一：开放式提问（open-ended question，O） ·········· 021
  二、干预技术之二：反映性倾听（reflecting，R） ·········· 027
  三、干预技术之三：肯定（affirming，A） ·········· 033
  四、干预技术之四：摘要和释义（summarizing，S） ·········· 035
 第二节　聚焦阶段：深入其心，明确目标 ·········· 038

一、干预技术之五：识别矛盾心理 …………………………………… 038

　　二、干预技术之六：聚焦问题 ………………………………………… 046

　　三、干预技术之七：讨论价值观 ……………………………………… 053

　　四、干预技术之八：叙述疗法提高自我效能 ………………………… 056

第三节　计划阶段：启发动机，促进改变 ………………………………… 060

　　一、干预技术之九：应对改变性语句和回应改变 …………………… 060

　　二、干预技术之十：应对持续性语句和不合作患者 ………………… 063

　　三、干预技术之十一：建议和告知 …………………………………… 070

　　四、干预技术之十二：灌输希望 ……………………………………… 072

第三章　学习动机干预技术的要点 …………………………………………… 078

第一节　掌握沟通基本技能 ………………………………………………… 078

　　一、医患沟通的目的 …………………………………………………… 078

　　二、影响沟通的因素 …………………………………………………… 078

　　三、评估先于沟通 ……………………………………………………… 079

　　四、沟通的内容 ………………………………………………………… 079

第二节　学习动机干预技术的经验 ………………………………………… 080

　　一、动机干预技术的主要风格 ………………………………………… 080

　　二、核心的干预技术——ORAS ……………………………………… 080

　　三、灵活应用语言，实践提高 ………………………………………… 082

上篇参考文献 …………………………………………………………………… 084

下篇　动机干预技术培训篇

第四章　临床带教师资的培训师角色 ………………………………………… 091

第一节　掌握基本教学理念 ………………………………………………… 091

　　一、指导学习是教师再学习的过程 …………………………………… 091

　　二、将动机干预技术的精髓引入临床培训 …………………………… 094

　　三、启发学员自主学习的动机 ………………………………………… 097

第二节　以动机干预技术培训全科医生 …………………………………… 098

　　一、掌握基本的理论知识 ……………………………………………… 099

二、在培训实践中改进和提高 …………………………………………… 099
　　三、在实践中达到熟练 …………………………………………………… 106
　第三节　在培训中成长为培训师 …………………………………………… 108
　　一、组织和实施培训 ……………………………………………………… 108
　　二、理论和实践相结合 …………………………………………………… 111
　　三、培训、总结、提高、再培训 ………………………………………… 113

第五章　培训内容及培训过程 ………………………………………………… 121
　第一节　培训内容 …………………………………………………………… 121
　　一、理论内涵 ……………………………………………………………… 121
　　二、核心技能 ……………………………………………………………… 123
　　三、增强培训效果的技能 ………………………………………………… 125
　第二节　培训过程 …………………………………………………………… 129
　　一、培训类型 ……………………………………………………………… 129
　　二、培训过程 ……………………………………………………………… 131
　　三、人才培养和技能培训相结合 ………………………………………… 141
　第三节　实践是掌握动机干预技术的途径 ………………………………… 144
　　一、掌握MIT要有连续性的思路 ………………………………………… 145
　　二、掌握MIT需要经历的阶段 …………………………………………… 146
　　三、掌握MIT的重点和难点 ……………………………………………… 158

第六章　动机干预技术培训实践体会 ………………………………………… 162
　　一、临床上最常见的"指导风格" ……………………………………… 162
　　二、动机干预技术的"引导风格" ……………………………………… 163
　　三、引导创新性思维方式 ………………………………………………… 166

下篇参考文献 …………………………………………………………………… 168

上　篇

动机干预技术操作篇

第一章

健康教育是慢性病管理的核心

第一节 健康教育在慢性病患者管理中的重要性

一、慢性非传染性疾病的危害及影响因素

慢性非传染性疾病是指以高血压病为代表的心脑血管性疾病、以糖尿病为代表的代谢性疾病、以慢性阻塞性肺疾病为代表的呼吸道相关性疾病和各种肿瘤相关性疾病等。慢性病已成为我国头号健康威胁,致死率超过80%,疾病总负担占70%。2011年,国际顶级杂志《柳叶刀》以社论形式提出"中国主要的健康挑战是控制慢性病"。

随着科学技术的快速发展,人们的生活方式发生了巨大变化。世界卫生组织研究表明,生活方式是对人类健康影响最大的因素,在影响健康的因素中占60%左右。根据我国疾病负担归因危险度分析,不良生活方式因素已经在影响健康的因素中占到了58%。高血压病、糖尿病等慢性疾病的发生、发展及恶化的主要诱发因素多数与年龄增长、个人生活方式、行为、情绪及心理因素密切相关。2020年公布的中国居民健康数据显示:2019年我国慢性病导致的死亡占总死亡的88.5%,其中心脑血管病、癌症、慢性呼吸系统疾病死亡比例为80.7%;居民生活方式不健康的现象普遍存在。膳食中脂肪供能比例持续上升,农村膳食中脂肪供能比例首次突破30%推荐上限。家庭人均每日烹调用盐和用油量仍远高于推荐值;居民在外就餐比例不断增加,食堂、餐馆、加工食品中的油、盐成分等在居民膳食中比例增加。儿童青少年经常饮用含糖饮料问题凸显,15岁以上人群吸烟率、成人30天内饮酒率超过25%,身体活动不足问题普遍存在。城乡各年龄组居民超重肥胖率继续上升,有超过一半的成年居民超重或肥

胖,其中6岁以下、6~17岁儿童青少年超重肥胖率分别达到10.4%和19%。高血压、糖尿病、高胆固醇血症、慢性阻塞性肺疾病患病率和癌症发病率与2015年相比均有所上升。

为了遏制我国慢性病患病人数不断增长的趋势,国家出台了《"健康中国2030"规划纲要》,明确提出卫生工作重点已从以疾病为中心的治病模式转变为以健康为中心的健康促进和健康照顾模式。健康管理是一种低成本、高产出的战略投入。在启动"全民健康生活方式行动"专项行动中,提倡日常生活"三减三健",包括减盐、减油、减糖,健康口腔、健康体重、健康骨骼,倡导"每个人是自己健康第一责任人"的理念,鼓励全民参与,从日常生活的吃喝拉撒睡动做起,摒弃吸烟、酗酒、熬夜等不良习惯,维护身体健康,预防慢性非传染性疾病的发生和发展。

二、强化居民健康责任人意识

建设健康中国的战略主题是"共建共享、全民健康"。其核心要义是以人民健康为中心,坚持以基层为重点,以改革创新为动力,预防为主,中西医并重,把健康融入所有政策。针对健康影响因素的预防,坚持政府主导,调动社会和个人积极性,推动人人参与、人人尽力、人人享有,推行健康生活方式,减少疾病发生,强化早诊断、早治疗、早康复。强化个人健康责任,提高全民健康素养,引导形成自主自律、符合自身特点的健康生活方式,有效控制影响健康的生活行为因素,倡导"上医治未病"的思想,以预防为主,防治结合。

首先,预防重心前移。把健康教育引入中小学课堂,从小培养健康理念和卫生习惯。使得中小学生从小形成良好的生活方式,合理膳食,适量进行体育活动,减少超重、肥胖,远离烟草、酒精以及药物滥用等健康危险因素。其次,要加强社区营养工作,提供优质的社区营养与健康管理服务。针对社区居民营养不良的筛查,老年人肌肉衰减的评估,吞咽障碍等级的正确判断,母乳喂养的普及,辅食的科学添加,高血压、糖尿病、血脂异常、癌症等慢性病的早期筛查、营养干预和管理等,是"关口前移,重心下沉"的卫生工作举措。最后,强化居民健康责任人意识,宣传人人皆有责、人人须尽责。推广"我的健康我做主"的理念,宣传每个人身心健康是自己和家庭的幸福之基,是自己所应承担的社会责任,每个人需要积极参与个人健康管理,参与社会健康治理;保持健康是个人幸福、民族振兴和国家富强的坚实基础和可靠保障。

当前,我国居民主要健康指标总体虽优于中高收入国家平均水平,但居民健康素养水平总体仍比较低。居民健康素养是指个人获取和理解基本健康信息和服务,并运用这些信息和服务做出正确决策,以维护和促进自身健康的能力。目前民众对预防疾病、早期发现、紧急救援、及时就医、合理用药、应急避险等维护健康的相关知识和技能比较缺乏,吸烟、过量饮酒、缺乏锻炼、不合理膳食的不健康生活行为方式普遍存在。国务院印发了《国务院关于实施健康中国行动的意见》,提出健康知识普及、实施全民健身行动、癌症防治等十五项专项行动;希望提高我国居民健康素养,将健康知识落实到居民健康行为之中。"居民健康素养水平"指标是衡量《"健康中国 2030"规划纲要》和《健康中国行动(2019—2030年)》实施成效的重要指标。我国 2022 年居民健康素养水平已经达到 27.78%。而通过提高全科医生健康教育和健康管理能力,促进居民健康素养提升,对实现健康中国战略目标具有事半功倍的效果。

三、全科医生是居民健康"守门人"

WHO 和世界家庭医生组织指出:"任何国家的医疗卫生系统若不是以接受过良好训练的全科医生为基础,注定要付出高昂的代价。"早在 2011 年,《国务院关于建立全科医生制度的指导意见》(国发〔2011〕23 号)中对全科医生具有清晰的定位:"全科医生是综合程度较高的医学人才,主要在基层承担预防保健、常见病多发病诊疗和转诊、病人康复和慢性病管理、健康管理等一体化服务。"全科医生是全科医疗的主要执行者,其所受的训练和经验使其能够对辖区所服务的任何人(不论性别、年龄,所发生躯体、心理及社会方面问题的类型),均以其独特的态度和技能,提供连续性和综合性的医疗保健服务。

国家通过建立全科医生首诊制度,以家庭医生签约服务的形式,建设慢性病患者-全科医生-专科医生联合、个人-家庭-社区-综合医院协调的"立体化防治"模式,以期形成有效的慢性病综合管理的分级诊疗格局。2022 年 3 月,国家六部委在《关于推进家庭医生签约服务高质量发展的指导意见》中进一步明确指出:积极增加家庭医生签约服务供给,扩大签约服务覆盖面;强化签约服务内涵,突出全方位、全周期健康管理服务,推进有效签约、规范履约;健全签约服务激励和保障机制,强化政策协同性,夯实签约服务政策效力,推进家庭医生签约服务高质量发展。其中在"优化服务方式"部分指出,全科医生需要"提供健康咨询服务。结合签约居民基本健康情况,通过面对面、电话、社交软件、家庭医生服务和管理信息系统等多种形式,为签约居民提供针对性健康咨询服务,包括健康评估、健康指导、健康宣教、疾病预防、就诊指导、心理疏导等,密切签约双方关系,增加互信互动,发展长期稳定的服务关系"。因此全科医生要做好签约服务,需要具有较强的沟通能力、协调能力、管理能力、诊疗能力,帮助、影响、引领居民践行健康生活行为。

我国全科医学虽然起步较晚,但经过三十余年的发展,全科医学学术思想已经能够满足居民健康服务需求;全科医生人才队伍逐渐壮大,尤其是2014年全面实施住院医师规范化培训以来,经过在职转岗、"5+3"全科住培、"3+2"助理全科培训,截至2022年底,我国培训合格的全科医生已达46.3万人,达到每万人口拥有全科医生3.28人,为推进家庭医生签约服务、建立分级诊疗制度提供了有力的人才保障。但是这一数据离每万名居民5名全科医生的标准还有差距。而且从全国来看,全科医生数量总体不足,分布不均匀,质量有待提高。

全科医学研究的主要内容是完整的人及其健康问题,个人及其健康问题与家庭的互动关系,社区中的全体人群的健康特征与需要,以及针对社区常见健康问题进行预防。全科医学充分体现将生物、心理、社会相融合的医学模式,尊重人的自然和社会属性;对居民采用预防、治疗、康复相结合的健康照顾模式,将医学科学、技术与医学人文关怀相结合,关注人的全生命期;针对个人、家庭、社区实施一体化健康服务策略。全科医学的基本原则是从健康问题出发、以人为中心、以家庭为单位、以社区为基础、以预防为导向,以团队合作形式,为居民提供综合性、连续性、可及性、协调性健康照顾服务。

研究表明,健康教育最好的切入点是居民寻求医疗服务的时候。全科医生是掌握着健康知识和健康技能的专业人员,尤其随着家庭医生签约服务制度的落实,全科医生主动提供预防、诊疗、康复服务的概率大幅度提高,与居民密切接触,在健康宣传、健康评估、健康指导等健康管理过程中具有得天独厚的优势。因此,加强全科医生健康教育能力,促进健康知识的传播,为居民和患者提供健康指导,引导居民形成健康生活方式是全科医生工作责任之一。

第二节 提高全科医生健康教育能力的重要性

一、存在问题：全科医生健康教育能力有待提升

自从住院医师规范化培训制度建立和实施以来，在全科医生的培训过程中，绝大部分时间是在三级甲等医院各临床专科轮转，指导老师以临床专科医生为主，指导的方式仍然以疾病诊治模式为主，缺乏全科医学理念和实践经验；培训内容重点为医疗技能，而全科医生对自身心理素质、合作意识、团队协作能力、交往能力、与人合作能力，以及全科医学临床思维的培训需求更迫切。现实中家庭卫生服务需求多数是健康和医疗咨询、配药和用药指导、定期测量血压和血糖、上门服务、保健和健康指导，这些服务内容强调的是全科医生的态度和语言能力，体现的是全科医生应对不确定性问题的思维能力。而这些能力在住培轮转期间没有得到专门的训练。住培结束后全科医生对各种疾病的诊疗能力有所提高，但解决居民常见的健康问题、进行健康教育和健康促进所需要的技能并没有得到很好的培养。在岗的全科医生在对慢性病患者进行管理的过程中也存在知识陈旧、信心不足、能力有限、方法单一等问题，对导致疾病危险因素的管理停留在宣传疾病知识的层面，对治疗依从性差的患者缺乏针对性管理策略和沟通技能，对"有自我主张"的患者缺乏影响力。因此，培训全科医生慢病管理的综合技能是全科医生能力培养的关键举措。

二、改变原则：提升健康教育能力从转变观念入手

全科医疗是被世界卫生组织公认的"最经济、最适宜"的医疗卫生保健服务模式。全科医生是居民健康"守门人"，在基层更贴近社区居民。尤其是全科医生为重点人群（儿童、妇女、老年人、慢性病患者）提供医疗保健服务，承担预防保健、常见病和多发病的诊疗和转诊、患者康复和慢性病管理、健康教育和健康管理等一体化服务，是三级预防的执行者，是医疗保障体系的网底。全科医生的培训模式需要从根本上转变为"以预防为主的健康照顾"的理念，使得"治未病"思想贯穿一切医疗行为。2020年2月14日，习近平总书记主持召开中央全面深

化改革委员会第十二次会议时指出"预防是最经济、最有效的健康策略。要坚决贯彻预防为主的卫生与健康工作方针,坚持常备不懈,将预防关口前移,避免小病酿成大疫"。全科医生在日常工作中根据不同服务人群特点开展针对性、实用性、可操作、易被接受的健康教育,将健康教育个性化,是促进居民身心健康的核心。培训全科医生健康教育能力,是提高其岗位胜任能力的重要举措之一。

健康教育是指在需求评估的基础上,通过信息传播、教育和行为干预等方法,帮助个体和群体树立科学的健康观念、掌握健康知识和技能、自觉采纳有利于健康的行为和生活方式的一系列活动及过程。健康教育的服务对象可以是个人,也可以是群体。全科医生的岗位要求其有能力、有责任做好健康教育,帮助居民未病防病、既病防变,帮助慢性病患者做好自身健康和疾病管理。

目前我国社区全科医生的健康教育水平参差不齐。有学者对社区门诊健康教育效果开展了研究,结果显示健康教育存在很多问题。首先,患者健康观念有偏差、接受能力有差异,不愿意接受健康教育;其次,门诊人流量大,就诊时间短,存在随机性,患者需求不同,医生缺少快速掌握患者信息的技术。再次,全科医生的健康教育技能不足,对患者健康教育的需求了解不够,健康教育的实施方法单一,健康教育缺乏连续性和效果评价;健康教育形式仍然停留在发放印刷资料、播放音频资料、设置宣传栏、健康知识讲座、公众健康咨询、门诊健康教育、上门访视健康教育、其他(短信、微信号推送)等传统的信息输出和知识传出阶段,而患者能否接触到健康知识、能接收多少、是否认同并且在生活中执行,则没有研究和相应的报道。高素质的全科医生队伍是实现社区健康教育目标的关键,需要建立常态化、系统化、规范化的社区健康教育服务能力培训制度。

三、健康教育的基本理论

健康教育属于预防医学,又与社会学、行为学、传播学、心理学密切相关,体现着浓厚的人文关怀,是医学科学与人文艺术相结合的学科。全科医生充分利用接触居民便利、服务人群相对固定、能够及时发现早期患者等优势,以长期固定服务所建立的信任关系,通过问询病史、仔细查体,了解患者健康状况、存在的问题、主观诉求,结合服务对象的文化层次、生活习惯、疾病特点、行为特征、接受程度等相关信息,进行针对性的宣传、讲解、示范等健康教育,帮助居民掌握健康知识和技能,进而形成有利于健康的行为和生活方式。医生的诊疗过程本身就充满着健康教育的内涵,也是针对不同个体实施有针对性、个体化的健康教育的最佳时机。通过询问病史、告知病情、讨论诊疗方法，可以不断导入和灌输相关的疾病预防、治疗和康复、照护知识，帮助患者建立日常强身健体、预防疾病、病后康复的信念和技能。因此，全科医生利用提供服务的机会，在短时间内评估居民或者患者的认知水平，掌握健康教育的时机，对不同患者进行不拘一格的、面对面的健康教育，是健康教育的最佳切入点。

健康教育的落脚点是行为改变。如果仅仅满足于笼统的疾病知识的传播，而不关注对方是否理解、是否接受、是否能做到，这种健康教育是徒劳无功的。在传播健康知识的同时，纠正患者错误观念，教会正确做法，使患者能够养成习惯，成为生活中长期、稳定的健康行为，这是健康教育的难点。全科医生在传播健康生活方式"是什么"和"为什么"时，还要教会患者"怎么做""如何做"。这就需要全科医生和患者建立良好的信任关系，通过语言激发患者的主动性，提高其自我效能，使患者能够主动、自觉地保持良好的生活行为习惯，并持之以恒维持健康。这也是健康教育的终点目标。

健康教育最主要的手段是健康传播和行为干预。在此简单介绍相关基础理论，详细内容请参考相关专业书籍。

（一）健康传播

健康传播就是把信息传播与健康教育相结合，传播的信息是与健康相关的内容。医生面对面与患者交流、写科普文章、在公众媒体上做有关疾病的讲座都是健康传播。在健康传播中需要关注的内容有：

1. 拉斯韦尔五因素传播模式

拉斯韦尔五因素传播模式是一个描述传播行为的简便方法，通过回答五个问题——"谁（who）？说了什么（say what）？通过什么渠道（through what channel）？对谁（to whom）？取得什么效果（with what effect）？"提出了一个完整的传播结构。

2. 提高自身素质

全科医生作为基层医疗卫生工作者，是医学专业技术人才，在与健康相关的内容服务方面有一定的权威性，具有天然优势。但是，我们经常会遇到患者能够听从医生甲的话，而医生乙的同样内容的话则完全听不进去的情况。作为医生乙，就需要自我反思其中的原因。要想得到更好的健康教育效果，需要充分发挥医生自身特点，提高自身素质。包括拓展医学知识，提高综合业务水平；保持良好的外在形象，展示可信赖、可悦纳形象；增加人文修养，提高敏锐度，表达同理心;练习表达,提高沟通能力。

3. 传播信息的科学性和指导性

在信息爆炸的时代,有关健康的信息也存在泛滥、鱼龙混杂的情况,使得百姓真假难辨。全科医生需要不断更新知识,确保传递科学的健康信息,做好甄别,有针对性地对居民提供合理、恰当的健康知识和技能。对于无定论的信息,可以存而不论,或者与对方讨论,阐述自己的观点。行为指导的具体做法要简便、易操作,避免用深奥的专业术语解释,以免患者感到困惑或者无所适从。在传播过程中,既需要利用大众传播速度快、覆盖广的优势,又要利用诊疗过程中与患者一对一、反馈及时、有效互动的人际传播特点,打好健康传播和教育的"组合拳"。

4. 了解受众的需求

改变他人是困难的。要想说服对方,首先要了解对方、认识对方,与其建立相互信任关系。了解对方从性别、年龄、文化程度、职业、家庭情况开始。全科医生利用家医签约服务的便利优势,对辖区居民、慢性病患者的一般情况、生活环境和条件等进行初步了解,随着服务的加深,逐步过渡到了解对方的思维方式、性格特点、健康信念模式;从共同关心健康的角度引入对方关心的焦点,掌握时机给予引导,逐渐转移到健康教育的目标上来。

5. 动态评价健康教育的效果

及时了解、观察患者是否听懂并理解相关信息,是否认可并接受相应的观点。如果对方不感兴趣,没有达到预期效果,就需要分析原因:是传播者的形象、威信和吸引力不足,还是对目标人群了解程度不够?传播的内容和方式是否具有针对性和吸引性?讲解内容是否通俗易理解?……要提高健康教育的效果,需要从传播者、信息、媒介、受众等多方面调整策略,从而提高传播效果。

(二)行为改变理论

行为改变是相当复杂的过程,受到遗传、心理、自然与社会环境等众多因素的影响。目前公认的行为改变的理论有:

1. 知、信、行理论

知、信、行理论认为只有当人们了解了相关的健康知识,建立起积极正确的信念和态度,才有可能主动形成有益于健康的行为、改变危害健康的行为。因此获取知识是基础,产生信念是动力,改变行为是目标。

但是在现实中,会有人知道健康知识,但并不真正相信,从而无法建立正确的态度;相信的人中,仅有一部分人会落实到行动上;采取行动的人中,只有小部分人能够长期坚持,形成稳定的健康行为模式。因此,人们从获得知识到相信知识,再到行动,并能始终坚持,会有多种潜在和复杂的影响因素。全科医生应该理解居民掌握了知识并不意味着最终的行为,即"知道并不能做到,做到并不能坚持"是一种常态。

2. 健康信念模式

健康信念模式理论认为行动的背后是一个权衡利弊后决策的过程。权衡过程通常会考虑三个关键点(见图1-1):

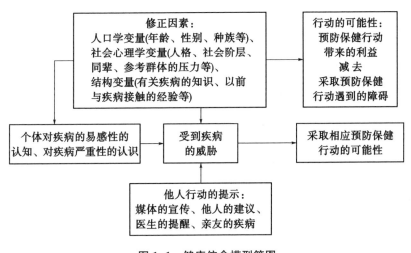

图1-1　健康信念模型简图

(1)感知到疾病的威胁。疾病的威胁来自两个方面——易感性和严重性。当人们意识到疾病易感并且后果严重时,就更容易采纳有利于健康的行为。例如:新冠病毒传染性很强,易感人群普遍,感染后很可能发展成重症,故而人们在感受到疾病的易感性和严重性,感知到疾病的威胁后,更愿意听从指导采取相应措施后,如戴口罩、勤洗手、打疫苗等。

(2)感知到采纳健康行为的益处和障碍。益处包括健康状况的改变以及来自精神层面、经济收入等方面的改善;障碍包括采纳健康行为在时间、金钱、精力方面的投入,克服惯性需要的毅力,对不确定因素的担忧等。感受到的益处越多,人们就越容易采纳健康行为;感受到的障碍越多,人们就越不容易采纳健康行为。因此,进行健康教育时要耐心与对方讨论改变行为的好处,敏锐地捕捉到对方的迟疑和困惑,探知其不能改变的障碍,帮助其解决内心的困惑。

(3) 自我效能。简单地说就是个体对自我能力的评价和判断,相信自己有能力做成这件事。这需要给予个体积极的心理暗示,可以用语言来启发、鼓励,增强其信心。人们采纳某个建议可能源于一时的心动,但是践行健康行为并且长期坚持则源于人们对自我的认识,对追求健康的知、信、行的统一。在行为改变的过程中,全科医生的鼓励和陪伴非常重要(有关自我效能的定义可以参阅本书第二章)。

3. 行为改变阶段理论

行为改变阶段理论用一个动态的过程来描述人们的行为变化,一般把行为变化过程分成五个阶段:无打算改变阶段(意向前期)、打算改变阶段(意向期)、准备改变阶段(准备期)、改变阶段(行动期)和维持阶段(维持期)。强调根据行为所处的不同阶段,分析个人和群体的需求,采取不同的干预措施,每个阶段干预的重点不同。因此,准确判断患者当前属于什么阶段非常重要。

该理论来源于跨理论改变模型,是促进行为有效改变的理论基础。该模型强调个人决策,可以应用于各种问题行为(如酗酒、吸毒、吸烟和暴饮暴食)的改变、体重控制、运动等多种健康干预。

行为改变的五个阶段是人为划分的。事实上人们的行为改变不是线性的:行为改变可能前行,可能倒退,也可能长期停留在某个阶段。该理论模式简图如图1-2。研究显示,烟草依赖者在戒烟过程中,通常会在行为改变的不同阶段徘徊,在真正戒烟之前,不同个体会围绕着不同阶段反复乱跑3~7次,平均4次。这说明行为改变是很困难的,在不同的行为阶段,每个改变行为的人都有不同的需要和动机,针对所处不同阶段的人,需要有不同的应对策略。

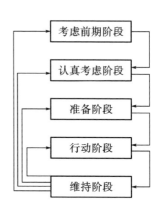

图1-2 行为改变阶段理论模式见图

动机式访谈和行为变化阶段相结合,为创建患者行为改变的治疗计划提供了一个框架,这些计划与患者在变化道路上的位置相匹配。通过提供结构化的指导,全科医生可以启发患者不良行为改变的动机,帮助患者增强行为改变的信心和提高行为改变的可能性。

第三节 将动机干预技术引入健康教育中

一、动机式访谈的来源与精神

动机式访谈（motivational interviewing，MI）的临床方法最早出现于1983年，是由美国心理学家威廉·米勒（William R. Miller）在针对酒精成瘾患者进行短暂干预的过程中发展起来的，是"一种以客户为中心的指导性咨询方法，它通过揭示和化解客户的心理矛盾，从而促成客户的行为改变"。所谓"动机"就是个体的"行为改变的就绪状态"，是个体想改变某种行为的内心思维状态。后威廉·米勒通过临床应用和不断总结，逐渐形成完整的治疗方法，并于1991年和英国心理学家斯蒂芬·罗尔尼克（Stephen Rollnick）合作出版了《动机式访谈法：帮助人们改变》（*Motivational Interviewing：Preparing People for Change*）一书（该书分别于2002年、2013年、2023年出版了第二、三、四版，第四版作者使用的书名为 *Motivational Interviewing：Preparing People for Change and Grow*。国内目前有第三版的中译本）。动机式访谈是一种咨询的风格，其核心要义是以客户为中心的咨询思想，尊重客户的自主权和选择改变与否的权利；由于其具有实用性和有效性，逐渐延伸应用于各种心理健康问题（如饮食行为异常）和躯体健康问题（如糖尿病）等的预防和干预，尤其是与生活方式息息相关的慢性非传染性疾病的治疗和预防。慢性疾病的发生、发展和恶化与健康危险因素密切相关，因此动机式访谈方法广泛应用于心血管疾病、糖尿病、饮食、高血压、精神病和病理性赌博的管理以及艾滋病毒感染的治疗和预防方面。医疗从业者学习和掌握动机式访谈方法，通过语言干预帮助患者，激发其行为改变的动机，使其主动改变其不健康行为，同时充分尊重其对于改变的选择。动机式访谈在西方全科医生中应用广泛，大量的临床研究已经表明使用动机式访谈能够帮助患者在自身行为改变、主动参与或者配合治疗方面取得积极的效果，尤其是对一系列行为改变问题的影响具有正向意义。比如：参与动机式访谈治疗组的患者与没有参与动机式访谈组的患者相比，更有可能配合和完成相关治疗；经过后续随访，动机式访谈对患者坚持血糖监测，改善血糖控制，增加运动和水果、蔬菜的摄入量，减少压力和钠摄入量,记录食物日记,减少非受保护的性行为和共用针头,提高服药依从性,减少酒精和非法药物的使用,戒烟,减少随后的伤害和住院治疗等具有积极意义。动机式访谈经过四十余年的发展和推广,在西方国家多个行业(如全科医生、警务人员、学校老师、营养师、成人行为咨询行业、青少年行为教练、成瘾人员管理部门等)中兴起并广泛应用。

动机式访谈的"精神"是一种巧妙的临床谈话风格。经典的动机式访谈的谈话风格包括指示风格、引导风格、跟随风格。指示风格如同临床医生给患者开具医嘱一样,希望患者"我说,你听,按照我说的去做",谈话多数采用指示、告知、传递的方式。跟随风格则以患者为中心,谈话时医生完全跟从患者的想法、方向,将患者的思想和行为作为主线,随声附和,不给出或者给出很弱的指导和建议。引导风格是比较恰当的谈话方式,即以患者为中心,医生又具有很强的引导意识,把握谈话方向;谈话的内容始终围绕患者健康问题,主题是促进患者健康,是医患之间你来我往、看似平静、又始终围绕着患者健康问题的对话过程。双方互动的风格就像是跳舞,医生占据主导地位,秉承"合作、接纳、真诚、启发和尊重患者的自主权"的理念,相信患者自己有智慧,能够做到主宰自己的健康;而医生只是伴随着,观察患者,用语言引导从而发现患者想改变的动机、能够改变的力量。动机式访谈的精髓是合作、接纳、真诚、启发。

合作:以合作的态度与患者交流。即以"领舞者"的身份引导,使用交流的语言,而不是以专家身份指导;是与患者建立起相互信任、合作的关系,除了科学的医疗知识外,不要急于直接给予患者有关行为的答案,而要启发患者自己寻找需要改变的行为。访谈是以患者为中心的。医生所使用的方法是在充分了解患者之后给予的引导,是积极的合作、讨论,促进患者理解、认可之后做出决策。患者是自觉、自愿、自主的决策者,然后执行其所领悟到的理念和行为,而不是医生作为专家给予的、灌输的、教育的、命令的和指示的内容。全科医师是健康问题的专家,也是研究患者的专家,但是患者是自己身体和心灵的专家,患者知道自己健康问题所在。所以,在全科医生的健康教育过程中,秉承合作心态,帮助患者认识自我,认识影响健康的危险因素,引导其自主改变,是动机式访谈合作的内涵。

接纳:接纳就是全科医生无条件地接受患者固有的价值观、思想以及潜能,不要期望患者接受医生的观点。肯定患者具有自主性,能够自己决定自己的行为方式和生活态度,因为患者是自身健康的专家、自身健康责任人。全科医生要学会感知和理解患者内心的感受，认可其自主性，不要企图控制或者胁迫对方，强迫对方听从自己的建议。动机式访谈就是寻找、启发患者已有的内心想法，激发其能够使自己更健康的能力和资源。患者可能不知道自己的优势和潜能在哪里；也可能知道自己该做什么，但不清楚自己为什么没有做到。全科医生的作用是帮助患者厘清思路，自我审视，自我觉知，反思自己知、信、行的协调性和一致性。生活中人们不想做别人让他做的事情，但是会愿意做自己认为符合自身目标、价值观、抱负和梦想的事情。因此动机式访谈的艺术性就是将健康行为的改变与患者关心的事情和他们自己的价值观以及他们自己的担忧联系起来。全科医师在实施健康教育的过程中，不带任何成见地接受患者的健康观点和行为，通过与患者交流，帮助患者认识自身潜能、积极价值观，赋能患者自我管理的健康责任。

真诚：表达真心实意地愿意提供帮助，让患者利益最大化、最优化是全科医生为目标。动机式访谈不是一种脱离实际的说教，不是缺乏关怀地站在专家知识和技术的高地，以道德说教者的态度和方式告知患者、提供建议；也不是将"你再不戒烟就可能会得肺癌"等类似的警告、恐吓、威胁性语言抛给患者。动机式访谈的真诚态度是承认人性中具有某些弱点、缺点、不足，然后以平等、尊重的态度，尊重患者自己选择自我认可的生活观念、行为方式的权利；承认和尊重患者决策自己的生活行为的自主权。动机式访谈是一种交流的谈话方式，是表达对患者健康问题的关心，传递出"我愿意帮助你"的态度，是促进医患合作建立信任关系，引导患者健康行为改变的重要步骤。

启发：启发不仅仅是语言的技巧，还是尊重对方自主权的真实思想的表述；不是以医学权威身份告诉患者"我知道你的问题出在哪里了，你要听我的，按照我说的去做才能达到健康目标，才能病情好转"，而是相信"患者是他自己健康的责任人，对他自己的健康负责。患者有能力、有智慧处理阻碍其健康的因素和行为，我只要帮助他找到这个能力"。在管理慢性患者的过程中，要运用恰当的语言启发患者潜能，帮助患者认清内心的真实想法，从内心的矛盾中解脱出来，转变思想、改变态度、改变行为。全科医生要学会积极寻找患者身上的智慧和能力，发现患者内心想改变的思想，以及用于改变的力量、智慧和经验，这是应用动机式访谈的基本功。

二、积极心理学的干预技能

积极心理学（positive psychology）作为一个研究领域，是以塞利格曼

(Seligman)和契克森米哈(Csikzentmihalyi)的论文《积极心理学导论》发表为标志的。"积极心理学是致力于研究普通人的活力与美德的科学。"它主张研究人类积极的品质,充分挖掘人固有的、潜在的具有建设性的力量,促进个人和社会的发展,使人类走向幸福;它利用实验方法与测量手段,研究人类的力量和美德等人性中积极方面;它采用科学的原则和方法研究幸福、积极心理品质,关注人类的健康幸福与和谐发展。积极干预是积极心理学临床体系中的干预部分。

积极心理学关注个人层面,主要研究三方面:①积极情绪体验,包括快乐、满意、兴趣、自豪、感激和爱等;②积极人格特质,如自我决定、积极心理防御机制、智慧、乐观、创造性等;③人性格力量的美德,如智慧与知识、勇气、人性、公正、节制、超越等。积极干预的基本思想是培育人性中正向的力量来取代传统的易被损伤、需要修复的心灵的受损部分;提倡预防为主,以内心正向力量的培育和强化来取代个案的缺陷和修补。强化优点,忽略不足,发挥人类正向的潜能。这些潜能是每个人必备的,隐匿在人性之中,与个人的主观幸福感、自主意识、乐观、智慧、创造力、体验生命意义等并行,或强或弱地彰显着人性生发的力量。

本书将积极心理学的干预思想引入全科医生健康教育能力培养中。希望全科医生具有积极的思维、积极的情绪,掌握积极的干预措施,以改善自己的职业思想,帮助自己服务的人群。在做健康教育过程中,需要理解居民是健康责任人,要和居民建立健康合作联盟,建立健康教育的框架:"以居民为中心,了解其存在的健康问题和健康信念模式,然后有针对性地给出健康知识和行为的信息,观察和评估对方的理解和信任程度,判断其行为改变的阶段,激发其行为改变的内在动机,使相关健康知识内化于心、外化于行。全科医生始终以合作、接纳、真诚、启发的态度考虑对方的利益并提供帮助"。形成健康问题的医患互动模式"评估—教育(干预)—自助—促进(干预)—反馈—评估"的闭环关系,医患二者相互依赖、相互促进。

积极干预方法在国内广泛应用于教育和医疗领域。本书将积极心理学原理和方法应用于慢性病患者行为改变的健康教育之行为干预中,使得全科医生能够利用"医学专家"的权威形象,采用具体积极干预方法如"积极关注、权威形象、和睦关系、语言技巧、信任关系"等与居民建立信任关系,聚焦和关注患者健康问题,使用启发式语言技巧,利用和睦的医患关系不断灌输希望、塑造力量、调动患者自身的美德和潜能,增强患者主观能动性,赋能患者主动健康的责任人意识,使患者成为主动健康的行动者。改变目前常见的以传播健康知识为主的健康教育模式。

三、以动机干预技术赋能全科医生实施健康管理

健康促进(health promotion)是在首届国际健康促进大会上提出的,是运用行政的或组织的手段,广泛协调社会各相关部门以及社区、家庭和个人,使其履行各自对健康的责任,共同维护和促进健康的一种社会行为和社会战略。而健康管理是健康促进的重要步骤,是对个体或群体的健康进行全面监测、分析、评估,提供健康咨询和指导以及对健康危险因素进行干预的全过程。健康管理是一个长期性的、连续不断的和周而复始的过程,简单说就是全科医生"了解居民健康,评估居民健康,改善居民健康"的过程。

全科医生服务对象涵盖全人群,担负着健康管理的重任,对居民进行健康监测(发现问题)、健康评估(认识问题)、健康干预(解决问题)。要做到调动个人及群体的积极性,有效地利用有限的资源来达到最大健康效果,核心点在于促进人们建立新的行为和生活方式,以达到降低医疗费用、缩短住院时间、提高生活质量、减少疾病伤残、节约劳动成本、提高生产效率的目的。

慢性非传染性疾病的发病原因,除了少部分(如遗传因素)不可控外,多数危险因素(如吸烟、饮酒、肥胖、熬夜、久坐不动、饮食中有多油、多盐现象等)都是可以预防、可以控制的。这些不健康的生活行为习惯影响着患者的血压、血糖、血脂,导致心脑血管病、脏器功能衰退、恶性肿瘤发生。因此,发挥全科医生的优势,在社区工作过程与居民密切接触,能够及时发现健康问题、评估健康问题,早期使用语言干预,从生活方式入手,从源头干预慢性病危险因素,增强居民健康干预的效果,增强干预效力。

全科医学是融生物学、心理学、社会学于一体的医学模式。但是传统医学生培养方式使得目前全科医生的心理学和社会学知识不足。本书将深奥的心理学、社会学、医学等相关知识融合,将"动机式谈话"和"积极干预"两种思想融合,结合我国慢性病患者健康危险因素的特点,按照国人的思维方式、情感表达和行为特征,建立动机干预技术(motivational intervention technique,MIT),凝练出具体、可行、容易理解、易于掌握的语言技术,应用到具有危险因素的慢性病患者的管理中,帮助全科医生提高对慢性病患者的健康管理能力。使用的"干预"一词有别于"访谈":"访谈"是患者来访,医生与之谈,医者处于被动接受的地位;而"干预"显示出作为干预者的医务人员(包括全科医生、护士、健康管理师、营养师和/或其他健康从业者)更具有主动性,有意识地利用工作便利促进、强化被干

预者改变的意愿,但其谈话中又不失引导风格,在干预中遵循"合作、接纳、真诚、启发"精神,尊重患者的思想,尊重患者的自主意识。因此在医疗活动中,本书使用的动机干预技术(MIT)的定义是"医务人员与当事人在服务中建立起合作信任关系,在真诚和接纳的氛围下,就当事人具有的健康危险因素进行交流,探索其行为改变的意愿,启发其行为改变的内在动机,从而主动改变不健康生活方式的沟通技能"。此处的"当事人"可以是居民、具有健康危险因素的亚健康人群或者患者等。动机干预技术可以应用在任何互动的谈话中,尤其适用于想帮助他人、希望给他人提供建议的从业者,如教师、教练、警务人员、心理工作者、青少年工作者等。本书的主要读者是全科医生,笔者希望全科医生在专业场景中培养耐心,提高帮助患者的语言技能。本书中互动双方的关系以医患关系居多,因此以"患者"代指当事人。本书将 MI 原理应用于临床工作中,并进行改良和创新。《动机式访谈:帮助人们改变》原版书中的"MI"和"MIT",在本书中分别译为"动机式访谈"和"动机干预技术"。

每个人行为背后都拥有内在的动机。所谓动机,是引发人们从事某种行为的心理状态和意愿,是推动人从事某种活动,并朝一个方向前进的内部动力。动机是行为的内因,行为是动机的外在表现。动机具有目标倾向,目标越明确,方向越清晰,能力或动力就会变得越强大;当然,越接近目标,面临的困难越大。

根据引发动机的因素,动机通常分为内部动机和外部动机两类。外部动机受到外在因素的影响,推动人们为了某种目标(如金钱、饮食、表扬、晋升、肯定、礼物、奖金等)而努力进取。褒奖可以是有形的或无形的,可以通过奖励驱使人们参与本无兴趣的活动,但是如果经常给予褒奖,对方就会提高对褒奖的期待值,或者逐渐对褒奖失去兴趣而失去动机。内部动机由喜欢、自我价值体现、心流体验等因素诱导,是行为持续的根本因素,但不恰当的褒奖可以使得内部动机减弱。因此作为全科医生,应该启发患者改变行为的内在动机,以提升其持续进行健康管理的主动性。

由于动机式访谈和积极心理学思想最初来源于西方。动机干预技术看似简单,但要掌握它并不容易。笔者在临床实践中通过学习、实践和总结,对一些临床场景做了口语化的描述。为了便于讲解,让更多的全科医生易于掌握,本书结合我国文化习俗和语言表达方式,将动机干预技术归纳为可操作的十二项具体语言技术:①开放式提问;②反映性倾听;③肯定;④摘要和释义;⑤识别矛盾心理;⑥聚焦问题;⑦讨论价值观;⑧叙述疗法提高自我效能;⑨应对改变性语句和回应改变;⑩应对持续性语句和不合作患者;⑪建议和告知;⑫灌输希望。这些具体的操作性技术有其内在逻辑,应流畅应用而不能割裂开来;而且,这些操作性技术也不是按照编号的顺序依次使用的,而是在双方对话的过程中,根据谈话的情境、双方心理状态、说话的氛围、谈话的内容等因素灵活应用的。

本书以培训全科医生使用 MIT 作为突破口,旨在提高全科医生认识患者并与其沟通的能力,帮助全科医生利用医生身份优势对居民实施早期健康教育、健康管理和慢性病管理,赋能全科医生做好居民健康"守门人"和健康代理人,赋能居民做好自身健康责任人。

全科医生使用 MIT,要克服固有的思维模式,将观念由"以医生为中心"向"以病人为中心",由"以疾病为中心"向"以健康为中心"转变,尽量避免以专家心态给予单纯健康知识的输出,逐渐以服务和陪伴的心态和患者交流,帮助患者自我发现、自我改变、自主健康。应用 MIT 时也需要遵守下列原则:

(1) 培养倾听的耐心,养成不急不躁的心态;尤其在学习 MIT 早期,需要树立以患者为中心的思想,容忍不确定性事件发生,充分尊重患者自主选择权。

(2) 克服矫正习惯:不要在患者还没有说完话时就忍不住去纠正对方。以充分包容的心态容忍患者描述自己的观点、想法,容忍患者不愿意改变的想法和表述,容忍患者固执于原有的行为(《动机式访谈法:帮助人们改变》原版书中使用的"righting reflex",中文翻译成"翻正反射",本书根据临床应用场景和国人的习惯,称之为"矫正习惯")。

(3) 培养观察能力。学会观察,把注意力集中在患者身上,关注患者的非语言信息;留意患者谈话时的语气和说话时的感觉,分析其语言信息。当然,作为全科医生,为了和患者建立合作信任关系,帮助对方改变行为,提高对医嘱的依从性,也需要提高自身修养,注重自己的非语言信息的展示。

(4) 谈话要遵循伦理原则:专业的医患关系涉及权利的不平等。国际通行的生命伦理学原则是行善原则、无伤害原则、自主性原则和公正原则,医患沟通、健康教育也要遵循上述伦理原则。

(5) 保持中立的态度:对患者的言行,包括患者家属的态度、情绪、情感和行为保持包容和中立的态度,不随意评价、批评、指责、贴标签,或者偏袒患者和(或)其家人,更不能进行道德评价。

第二章

动机干预技术操作方法

动机干预技术（MIT）的基本原理来源于威廉·米勒和斯蒂芬·罗尔尼克的《动机式访谈法：帮助人们改变》，其中涉及的场景和对话是临床工作经常遇到的内容。语言的应用不是固定和一成不变的，也没有对和错之分，只需要关注双方互动过程的匹配性，以及是否符合MIT的风格。全科医生在使用MIT时，需要根据医患双方所处的状态、场景以及交流的内容和互动过程灵活使用。传统的动机式访谈将谈话的进程分为导进、聚焦、唤出、计划四个阶段，笔者根据全科医生的实践经验，将十二项技术分为三个阶段，每个阶段有各自不同的主要任务，使用不同的技术方法。

第一节 结盟阶段：建立关系，把握方向

全科医学是"以预防为导向的健康照顾"，因此全科医生需要转变观念，改变"病已成而药之"的被动思维，建立"评估和服务"的理念。在实践中我们认为全科医学的临床诊疗思维应该做到首诊接触，赢得信任；评估患者，诊断病情；充分沟通，选择措施。全科医生要主动赢得居民信任，在接诊的日常行为中，以良好而自信的外貌形象、严谨而认真的专业态度、准确而有亲和力的沟通能力展示医生的专业素质。沟通是两个不同个体的思维对话、能量交换。全科医生要在有限的时间内，针对不同患者，以自己最擅长、最有效的方法实施医疗服务，建立起医患信任关系。患者只有信任医生，认同全科医师的服务，才能敞开心扉，愿意听从全科医师的建议。在这个阶段使用的MIT有开放式提问、反映性倾听、肯定、摘要和释义。本书中所列举的所有实例均是不同场景中的语言表述，是各个场景中经常发生的对话。这些语言不是"金标准"。读者需仔细体会场景中全科医生所说的话的内在逻辑和意图，开场时是否使用敬语也看谈话双方的尊卑关

系、亲密度、熟知度以及互动过程的流畅性等现场氛围。

一、干预技术之一：开放式提问（open-ended question, O）

医患沟通的内容包括询问病史，告知病情，讨论治疗。在与患者交流和询问病史的过程中，准确地收集患者病史资料是正确诊断疾病的第一步。收集资料的内容包括患者的一般信息，主述，主要而突出的症状，发生和持续的时间，问题性质、部位、诱因、伴随症状，以及就诊过程等。告知病情和讨论治疗更加能体现医生的沟通能力。让患者了解治疗原则、过程、利弊、风险，理解疾病诊治过程的复杂性，理解作为健康主体、疾病承载者的责任，在短时间内提高患者对疾病和健康问题的认知，是全科医生沟通能力的必修课。这一阶段也是健康教育个体化实施的最佳时机。全科医生作为居民健康代理人，要遵循患者利益最大化原则，以服务的心态了解、信任、悦纳患者，帮助患者选择恰当的诊疗措施，避免信息不对称导致患者医疗不足或医疗过度。

1. 开放式提问，以提出问题的方式开始谈话，使用恰当的引导词把问题的中心聚焦在对方最初、最迫切、最关心的问题上。

（1）通常使用"什么""如何""为什么"等词来提问，让对方就有关问题、思想、情感做详细的说明。用疑问词"什么"询问，往往能获得一些关于事实、资料、事情的描述。

如："您有什么问题需要我帮助吗？"

"您来这里需要解决什么问题？"

对带有"如何"的询问，当事人的回答往往牵涉到某一件事的过程、次序或情绪性的事物。

如："您如何看待这件事？"

"假如您也遇到了相同的事情，您是如何解决的？"

带有"为什么"的询问则可引出一些对原因的探讨。

如："您刚才提到不想戒烟，能说说为什么吗？"

"您已经购买了运动卡，为什么没有去运动呢？"

（2）以"愿不愿""能不能"起始的询问，是为了让当事人进行自我剖析，引发其对自我的思考。

如："能不能告诉我这件事情对您的影响？"

"愿不愿意说说您坚持不下去的原因（理由）？"

"愿不愿意讨论一下,如果不戒烟,五年后您会怎样?"

2. 相对应的封闭式提问(close-ended question)通常是指使用"是不是""对不对""要不要""有没有"等词进行提问,或者就某个具体事实提问,对方的回答可以给出"是"或者"否"等简单答案。这种询问常用来收集资料并加以条理化,澄清事实,获取重点,缩小讨论范围。

如:"您是不是觉得您戒烟了,周围的人会笑话您?"

"您有没有改变现状的想法?"

"您认为运动对您的健康有帮助吗?"

"您不觉得增加运动量是最简便有效的吗?"

此外,还有有关事实,或者澄清事实的询问。

如:"发现高血压有几年了?"

"现在吃什么降压药物?"

"吸烟几年了?"

"想过戒烟吗?"

3. 不同提问方式所获内涵不同。如果希望多了解患者,充分认识患者,让患者自我表达,则应使用开放式提问,由患者描述其思想、想法,患者在描述中也在组织思想、组织语言、探寻自己的想法。开放式提问可以获取更多的患者信息,同时对于患者,回答开放式问题也是一个厘清思路的过程;但是文化程度不高的患者可能会表述不清,需要时间,医生要有耐心。如果医生过多地使用封闭式提问,就会使患者陷入被动回答之中,其自我表达的愿望和积极性会受到压制,继而沉默,甚至有被讯问的感觉。因此,开放式提问可以使患者有机会充分地表达自己。在帮助患者改变行为的干预过程中,开放式提问具有举足轻重的作用。全科医生在学习MIT时,要以开放式提问为主,偶尔使用封闭性提问以获取准确的信息。

4. 首诊询问病史的开放式提问方式。由于现代科学技术在医疗界广泛应用,大型医疗设备对患者疾病的诊断帮助极大,导致医生过分依赖医疗设备和实验室检查,忽略了对患者情绪的感受,忽略了社会、心理因素对人们健康的影响,对非躯体性健康问题不能获得有效的证据。在社区医疗机构中,没有过多的医疗设备可供使用,传统的医生智慧以及望、触、叩、听或者望、闻、问、切等医生基本功就显得尤为重要。本部分总结了基层全科医生在患者首诊过程中询问病史时,除了问候语"您好!""早上好!"等礼貌用语外常用的五个开放式问题。这五句话的内在含义是层次递进的,有助于医生了解患者的主要问题、发生过程、感受或者顾虑、诊疗的目的和希望得到的帮助(诉求)等五个方面信息:

第一句:

"请问我能帮您做什么?"

"需要我帮您做什么?"

"您要解决什么问题?"

"您希望我怎么帮助您?"

"您哪里有什么不舒服吗?"

第一句话相当于询问患者来诊的原因,即患者就医的主要问题。"您哪里不舒服?"是国内临床医生惯常使用的语言,虽然是开放式提问,但是"不舒服"的描述,将对方定位患者角色,是"坐堂行医"思想的集中表达。事实上,来社区卫生服务中心的居民不全是患者,可能是健康人群、亚健康人群或者患者的照顾者,来社区寻求帮助可能是为了咨询健康问题、接种疫苗、代替家人配药等,如果对方回答"我没有什么不舒服,来咨询一下你们这里有没有……"或者"我没有不舒服,我来帮我妈妈来拿药",就会有些尴尬;而且,全科医生在进行家庭访视、上门服务、疫苗接诊、老年照护的过程中,比较恰当的第一句话也应该是"您好,我能帮您做什么?"。这句话把自己放在服务的角色,表达出尊重、照顾对方的意愿,又是一句开放式提问,可引出对有关事情的陈述。

第二句:

在提出第一个问题之后,对方都有相应的回应。如果对方回答的内容是讲述身体不舒服,尤其描述的是一些非特异性症状(如头疼、腹痛、咳嗽、发热、消瘦、拉肚子、小便多)时,全科医生回应的话相当于第二句开放式提问,即关于症状性问题的进一步询问:

"请仔细说说怎么回事。"

"请详细讲一下(头疼)是怎么发生的。"

"说说您是怎么发现的(血糖/血压/血脂增高的)。"

"仔细地给我讲一下这件事的过程。"

"说说是在什么情况下出现的。"

…………

第三句:

在患者描述的过程中,医生需要仔细地倾听,看着对方,点头示意其继续说。

如果没有听清楚,可以使用封闭式提问加以追问,但是不要打断对方的话题。等对方把话说完停顿时使用第三句开放式提问:

"还有什么需要补充的吗?"

"除此之外还有什么要说的吗?"

"还有什么其他问题吗?"

"有其他伴随的不舒服吗?"

....

在使用反映性倾听技术(即在提出第三个开放式问题后需要使用反映性倾听的技术)后,患者做了一定的描述。为了了解更多的信息,进一步采用开放式提问;相当于第四句提问:

"这件事对您有什么影响?"

"您认为是怎么回事?"

"您觉得是什么因素造成的?"

"您有什么担心的吗?"

"您是怎么想的?"

"您担心会发生什么不好的后果?"

....

医生针对具有吸烟、肥胖、饮酒等健康危险因素的患者使用开放式提问具有很好的引导作用,不仅能拉近与患者之间的关系,也能引发对方思考,优于传统的告知和教育(如"您应该戒烟""您需要减肥"等教育性表述)。如:

"您对吸烟的危害有了解吗?"

"您能说出吸烟的危害吗?"

"对您来说,吸烟有哪些不好的影响?"

"这些不好的影响发生时,您怎么办?您是怎么想的?"

"有没有想过戒烟,或者减少吸烟的数量?"

"您觉得戒烟的困难来自哪里?"

"遇到这些困难时您是怎么想的,怎么做的?"

"您希望得到哪些帮助?"

"您曾经尝试过用什么方法戒烟(戒酒/减重/运动)?"

....

在上述问题都得到相应的回答后,全科医生总结性提问(相当于第五个问

题)如下,可以引导患者更进一步地探索:

"您希望得到怎样的帮助以得到您满意的结果?"

"您希望我具体做些什么?"

"您觉得我做些什么能够帮到您?"

……

要点总结:

用开放式提问来收集资料,用五个问句来询问病史,是基层全科医生面对宽泛的健康问题时,在短时间内快速把握谈话的主动权,体现专业素养的策略。全科医生获得的信息越完整、越全面,评估患者健康状况的准确性越高,进行的干预越精准。提问语句可以根据每个患者的具体情况灵活应用,注意不要连续发问,不要在一句话中提两个方向不同的问题,在每个问题结束后要预留时间让患者充分思考、阐述、回答。如果患者回答的内容还是不完整,可以采用封闭式提问进行补充,了解细节和详情。如果患者主动咨询健康问题,在获得患者信息后,及时转向探索健康问题对患者的影响,从而引起对方思考是很有必要的。

(1) 开放式提问:是询问和倾听相结合的过程。把注意力集中在患者身上,了解患者,是建立相互信任同盟的基础。在提问后保持平和心态,观察患者,注意其表情、动作等非语言信息,探究患者的真实想法,觉察其心愿和目标及其想法的重要性。

(2) 表现出愿意提供帮助的态度:准确传递非语言信息,以自己的表情、动作,传递出希望、欢迎、乐意提供帮助,即"我愿意帮助你"的态度,并让患者觉得他们能够得到帮助而有所期待。交流中做到一心一意、眼神接触,面部表情和肢体语言、动作与患者表情和动作相匹配,达到镜像呼应,使人舒适、放松。

(3) 细心捕捉,及时发现患者感兴趣的话题:在诊疗过程中,逐渐引导患者关注与自身健康相关的问题,引导患者思考自己的疾病产生的原因。细心观察患者,探寻对方就医的真正目的或困惑的问题;不能单方面地将话题集中于自己认为患者需要改变的内容,或者自己感兴趣或擅长的方面。

(4) 避免教育:不能以教育者的身份或者专家身份去评判或者告知患者"你应该……""这样不对,你要……"等。避免使用指责性语言,如:

"你不控制饮食,血糖永远也降不下来。"

"血糖控制不好,最后的结果就是发生并发症,如瞎眼睛、烂腿、烂脚。"

"吸烟的后果就是得肺癌,你不想得肺癌吧?"

"你不改变,你不管住嘴,神仙也救不了你!"

(5) 避免闲聊:所谓闲聊,就是表面医患之间谈话非常和谐,患者滔滔不绝,医生耐心倾听;但是谈话没有主题、没有方向,医生不知道如何把握谈话的方向,只能跟随患者引出的话题并且进行附和,漫无边际,没有明确的目标;或者有多个问题,医生不知道从哪个问题开始,不知道要将谈话引导至哪个方向。

(6) 提问的能力:提出深刻的问题强于给予更多的知识内容。在引导对方做什么时,还需要知道为什么要这样做、怎样做最符合当下的场景和患者的情绪。所以询问正确的问题是全科医生基本功。所问的内容应是患者感兴趣和迫切希望解决的问题。①人们普遍愿意被问及他们知道的东西。提问时应从患者已知的信息入手,从患者的日常生活出发,从一日三餐和睡眠、运动开始;这样患者在回答时能够感受到尊重和自信。②回应询问是一种尊重和协作的做法。患者被问到自己的日常生活习惯、养成习惯的过程或者对生活习惯的看法时,往往积极应答;谈话会深入,会引导患者回顾自身生活的特点,继而自我梳理和回顾自己的生活。③询问是以患者为中心的谈话方式,告知则是以医生为中心的谈话方式。这就是为什么人们被询问的反应比被告知的反应更好。当医生告知患者时,患者多数表现为被动地接受,或点头,或沉默,或辩解,通常告知的语言阻碍了进一步谈话。因此,全科医生要学会在与患者沟通的过程中带着欣赏、好奇甚至不解的语气去询问,这样可能效果更好。如:

"您了解正常的血糖(血压、血脂、尿酸)数值吗?"

"您认为为什么没有控制好呢?"

"您认为您的标准体重是多少?您现在的体重对您的健康有影响吗?您觉得需要怎么做比较好?"

"您知道高血压对身体还有哪些不利影响吗?"

"说说您想过怎样控制血糖。"

"您对吸烟的看法和多数人不一样。您是怎么产生这些想法的?"

"您爱人担心您吗?您觉得她担心什么?您觉得她看出什么了?"

"您认为自己这次戒烟失败是什么原因?"

要点总结:

开放式提问不仅是了解病史的有效问诊技巧,也是 MIT 中最核心、最基本的干预技能。开放式提问可以在帮助患者的任何阶段(即使用 MIT 的任何阶段)灵活应用。全科医生需要在日常工作中不断练习这项技能,使其达到炉火纯青的程度。

二、干预技术之二：反映性倾听（reflecting，R）

反映性倾听是在开放式提问之后，患者描述过后医生回应患者的那句话。它包含两层意思：倾听和反映。倾听是认真而耐心地接收患者对开放式提问的回答，不仅听到了患者字面表达的意思，而且用心体会和猜想其内心真实的想法；用患者能够理解的语言、用陈述句将患者的意思描述出来，反馈给对方，这个过程称为"反映性倾听"。反映性倾听的重点是回应给患者所说出的话（反映），但"倾听"是基础，因为所说的话表达出的意思是医生理解患者、猜测患者内心想法的过程，如果"倾听"质量不高，就不能理解患者的内心，也"反映"（说）不到患者心田里。反映性倾听是动机干预技术的重点技能。反映性倾听的语言表述能够改变谈话的走向，也是掌握的难点。本书将威廉·米勒经典的动机式访谈的核心技能 OARS［开放式提问（O）、肯定（A）、反映性倾听（R）、摘要和释义（S）的英文缩写］调整为 ORAS，强调反映性倾听（R）的重要性，这是建立合作、取得信任和改变谈话方向的重要节点。

1. 培养耐心的倾听（听）。倾听的质量和对患者真实想法的猜测和理解，决定了医生是否能够理解患者内心的困境并感同身受，其重心仍然在患者身上，包括对患者表象的观察、内心感受的体会。医生需要调动既往的知识储备，结合现场对患者的观察，综合分析和判断患者当下的真实想法和所处环境，以及前来就诊的目的，然后用对方能够理解和接受的言语表述出来，这就是反映性倾听的过程。要培养自己的耐心，等待患者把话说完再反映，这是医生的智慧。

所谓倾听的质量，不仅是被动地听见患者语言字面上的意思，而且要在倾听过程中主动猜想患者表述的其内心的真实感受和字面以外的隐喻。听出患者的感受比听出患者的意思要复杂和困难得多。因此，对话过程中医生要集中注意力，仔细观察对方的非语言信息和言外之意，对其表达的内容做出合理猜测，理解其内心真实想法，并且说出来。这种从医生口中说出患者内心困境的过程，是医生不断猜测、分析、判断患者内心困境的过程。医生猜测的内容越接近患者的真实想法，所做出的反映就越能接近患者的内心困境，也越能够引起患者的共鸣，患者对医生的信任度也会增加；否则，医生心不在焉地听，不能表述出患者的真实想法，做出的反映就偏离了方向。

如果患者说："我希望我能快点好起来。"

这句话在不同的情境之下可以表达多种含义，根据说话者所用的语气、语态、所处的场景、谈话对象的不同，其真实意思和描述的困境是不同的。我们猜测其内在的含义，所表达的意思可能是：

"我很痛苦。"

"我生病很长时间了。"

"我对现在的状态不满意。"

"现在我的日子很不好过。"

"我希望有什么药物或者有什么人能够帮助我。"

"为什么别人都没有我的这个情况？社会对我不公！"

"我希望恢复到以前的样子。"

……

2. 培训机智地说（反映）。在认真倾听基础上，结合观察（看）的信息以及对患者整体内心困境和意思的理解，可以根据不同场景机智地表达医生要说的话。下面是针对"我希望我能快点好起来"的"反映"。使用陈述句，把患者说的"我"改为"你"来表述：

"您感到痛苦。"

"您生病时间很长了。"

"您想摆脱现在的状况。"

"您觉得这不是您希望的生活。"

"您希望有人帮助您。"

"您觉得厄运不应该一直围绕着您。"

"您怀念您身体好的时光。"

……

3. 健康教育中应用的反映性倾听，是引导患者自我行为认识的探索起点。反映性倾听是在倾听的基础上给对方回应的那句话，所表达的内容直接影响医患双方谈话的下一步方向。其中倾听质量的好坏，以及医生对患者内心困境的理解程度，会影响医生的语言表述。理解和掌握反映性倾听的风格是学习动机干预技术的难点。医生语言的内容和表述的态度是"反映患者内心困境"，即"我能理解您的想法，我愿意帮助您，让我们一起讨论"，而不是告诉患者问题所在。这就要求医生改变以往惯有的语言习惯，不断练习，达到熟练的程度。

如医生使用反映性倾听对危险因素进行干预，改变以往说教和告知的谈话方式,可以引发患者自我反思,而不是自我辩解。

患者:"我知道吸烟的危害,但是我戒不掉。"

医生:"有关戒烟的事情,您想过很多。"

"您对吸烟的危害,已经了解不少。"

"您以往尝试过戒烟。"

"您知道戒烟是有困难的。"

患者:"我知道运动对我好,可是我坚持不下来"。

医生:"您知道运动能够使您保持健康。"

"您担心自己不能坚持。"

"您曾经尝试过运动。"

"您担心自己的毅力。"

患者:"我已经严格控制饮食了,可是血糖还是高,我也没有办法。"

医生:"您已经很努力了,但是结果还是不能令您满意。"

"您觉得做到了饮食控制。"

"血糖控制不好,您很着急。"

"您想有更好的办法来控制血糖。"

患者:"每次检查血糖都很高,使得我很郁闷。怎么办呢?我已经吃得很少了。"

医生:"您的血糖数值控制不好,影响了您的心情。"

"您认为自己很严格地控制饮食,但是血糖值还是不理想。"

反映性倾听是对患者内心的困境进行猜测后用陈述句表述。由于猜测的内容有深有浅,因此反映的层次也有深有浅。其中浅层反映相对简单,初学者易于掌握。

浅层反映即按照患者字面的意思进行猜测。

患者:"谁不知道吸烟有害啊?只不过我想戒烟戒不掉啊!"

医生:"您知道吸烟对您的健康有伤害。"

"您了解吸烟的危害。"

"其实您也很想把烟戒掉。"

"您认为戒烟很困难。"

深层反映就需要结合患者的内心想法,猜测字面以外的意思;或者对患者目前存在的困难、内心的矛盾进行猜测,然后表述出来。

医生:"您知道吸烟的危害,但是您对自己是否戒烟没有信心。"

"您曾经尝试过戒烟,但是都失败了,您不知道该怎么办。"

"您既往曾经多次戒烟,但是又复吸了,所以此次您怀疑自己是否有毅力把烟彻底戒掉。"

"您知道吸烟危害,但您觉得这些危害不一定会发生在您身上。"

"您想戒烟,但又习惯于吸烟带来的享受。您内心矛盾,不知道怎么办,所以就不想改变。"

反映性倾听不仅仅是应对患者表面语言的意思,也不是心不在焉地、一味地顺着患者的语言表述的表面意思往下说,而是医生主动对患者所说的话进行猜测、分析和再加工后,用医生自己的语言说出来向患者求证是不是对方真实想法的过程。对患者内心想法进行不同方向和不同程度的猜测,会引导患者向不同方向进行不同深度的思考,也会引导话题朝向不同的方向进行。反映性倾听也是和患者建立信任关系的基础,是展示同理心的表述。

反映性倾听是MIT的谈话风格不同于一般健康教育的独特之处,也是帮助他人改变的转折点,是站在患者角度、从患者的内心出发进行思考的过程。反映可以分为浅层反映和深层反映两类,这取决于医患两者的合作关系。两者联盟的紧密程度也取决于医生对患者的了解深度、医生的观察和倾听的质量,以及医生的机敏程度。一般来说,浅层反映只是对患者字面意思的猜测,深层反映则是对患者内心思想、价值观等内心深处困境和想法的猜测和表述。学习之初,不能灵活应用时,可以做浅层反映;如果对患者的了解加深,就可以行深层反映。反映性倾听是否应用恰当,要看患者在医生反映后的表现。如果医生反映(说)之后,患者辩解、否认,或者拒绝承认,说明医生的猜测不符合患者的真实意思。如果患者突然不说话了,停顿下来看着医生,说明医生猜测的内容跨度太大了,超出了患者的思考范围;也可能是医生语言太直白,说到了患者真实的想法,而患者自己还没有意识到,医生直截了当的表述触及了患者自尊心,导致其感到尴尬,有被冒犯的感觉。

要点总结:

在首次见面后,医生的首要目标是与患者建立相互信任的同盟关系。

(1)以开放式提问收集患者详细生活史、行为特点等与健康相关资料,尤其是询问不良生活方式和行为的历史。

(2)以反映的方式回复患者的回答,所有的语言都围绕着患者所描述的内容不断深入询问和核实。在建立信任关系的基础上,适时询问患者对吸烟等不良生活方式和行为的看法,以及这些行为方式对其身体健康状态的影响,应用反映性倾听技术;尤其在患者谈到不良行为习惯对自己不利影响的时候,恰当地询问患者有无想改变这种不良生活方式和行为的想法。如:

"您知道血糖控制不好与您的体重超重有关,是您运动太少。有想过怎样增加运动吗?"

"您知道饮酒对您的脂肪肝控制不好有关。想过戒酒吗?或者减少饮酒量?"

"您说最近状态不好与您熬夜有关,而熬夜又与您夜间打游戏密不可分。想过控制打游戏的时间吗?"

(3) 不要在简单了解患者的病史和健康问题后就急于给出改变生活方式的建议。因为患者知道自己的问题所在,并且曾经被多次劝诫和教育过,内心有很强防御意识和应对医生要求他改变的策略,此时医生的建议或者毫无意义,或者就像皮球碰到软墙一样无力地弹回来。这样的谈话对患者无效,对医生来说具有挫败感,导致医生进入一个不良的循环:针对患者健康危险因素进行劝说,反复多次无效,只能听之任之,放任病情发展;待疾病严重时,患者悔不当初,医生虽心中有感,也只能无奈地接受现实,将案例作为不良榜样教育他人,其他则于事无补。因此掌握 MIT,增强全科医生健康促进和健康干预能力势在必行。

(4) 在医生与患者讨论到需要改变的不良行为时,如果患者明确地表述没有改变想法,态度坚决,使用斩钉截铁、毫无质疑的语气表达不想改变,则不必去反驳,强求或者强调患者需要改变,而是要表现出耐心,愿意等待患者重新认识这个问题。如果患者表现出犹豫、矛盾、不置可否的状态,可以继续探讨患者的想法,引导患者反思和认清自己内心犹豫的具体内容,做好陪伴,表达出关心和提供帮助的意愿。

(5) 如果患者明确表述希望在全科医生帮助下改变不良行为习惯,而且态度坚决。此时要抓住机会,及时以开放式提问询问患者:

"说说是什么原因促使您决心要改变了?"

"说说您下一步打算怎样做,以便取得成功?"

"说说如果改变(戒烟、减重等)了,对您带来的好处是什么?"

"讲讲这个改变对您的重要性。为什么重要?"

注意事项：

传统的医生观点认为患者是医学知识的门外汉或者对健康知识知之甚少，因此，在工作中喜欢使用"告知原则"，即"我说，你听"。但是对患者来说，仅仅知道健康危险因素的危害是不够的，还需要身体力行地去改变、去做。只有患者自己改变了不良生活习惯，医生的"健康教育和建议"才能有作用、有帮助、有价值。因此，MIT 的宗旨就是让患者在医生的帮助和引导下，自己认识到、说出来、想改变、去改变，促进患者"知行合一"；而不是医生认为患者应该改变。反映性倾听是探究患者真实想法的步骤，是探究患者为什么不能做出和/或做到改变的原因，是动机干预技术的关键技术。

下列常见的医患沟通形式不符合 MIT 的反映性倾听模式，威廉·米勒的《动机式访谈法：帮助人们改变》中称之为"路障"，即这种语言表述方式阻碍了患者行为改变，只能让患者的固有行为更加巩固。患者在回应医生的这些问题时，多数采取辩解、否认、自我保护性语言，阻碍了患者对自己行为的反思。这类语言表达方式是以医生为中心的教育方式，在行为改变的谈话中难以起效，甚至成为阻碍因素，应尽量避免。如：

（1）命令、指示或者指挥

"您必须减肥了，不然您的血压控制不会好。"

"您把烟戒了，气管炎才能彻底好。"

"您必须听我的，按照我给您调整的剂量打胰岛素，不能自己随意打。"

（2）警告、告诫或者恐吓

"您再吃这么多零食，血糖没法控制，腿就保不住了！"

"您血压控制不好会得脑出血的，会偏瘫、瘫痪在床的，知道吗？"

"您说，吸烟和肺癌，您愿意要哪个？"

（3）用逻辑来说服、争论或者提供解决方案

"运动要循序渐进，怎么可能一口吃个胖子？您应该……"

"您应该列个表，看看怎么安排运动时间和具体运动项目。"

"我给您说过，胰岛素的用法和用量，您总是自作主张。"

（4）告诉对方应该做什么，说教

"您识字吧？买一本有关糖尿病的书，好好看看应该做什么。"

"像您这样反复说要戒烟，又戒不了，我再说也没有用啊！"

"我说的这些都是为了您好，您没有决心去做，我也没有办法。"

"您总是有各种理由为喝酒辩解,但又担心脂肪肝恶化,又担心药物性肝损害。您又让我保证您肝功能正常,这怎么做到呢?"

············

还有的医生在沟通中表达出不同意、评判、批评或者指责患者观点和行为;或者一味地迎合对方,对患者说的话都表示同意、认可或者称赞,没有启发和引导作用;或者使用讥讽、嘲笑、贴标签的语言,使患者感到羞愧、尴尬、被贬低等;或者用分析、说理的方法去说服患者,迫使对方接受自己的观点等。在《动机式访谈法:帮助人们改变》中共列举了十二种"路障"表述,都不是反映性倾听的技术。

三、干预技术之三:肯定(affirming,A)

肯定是强调患者正向的东西,识别并承认对方的良好品质、优点、强项、努力和资源。①肯定是对患者思想和行为表达认同,站在对方的角度,认可并且尊重对方的思想、情绪、行为;②肯定还包括信任、支持和鼓励,表达真诚地、发自内心地欣赏对方优点;③肯定的语言是对患者身上某种美好的事物发表评论,表明你注意到了,并且识别出来、认可的内容。掌握肯定的技术,要学会倾听、理解和欣赏,运用强调积极性的思维方式。肯定的表述不仅体现在医生的语言上,还体现在医生的态度上。医生利用每次见面的机会以自己的表情、语言和接纳的态度,向患者传递"你能行"的潜台词。医生的肯定对患者[尤其是那些愿意改变(如戒烟)而又屡屡不能成功的人]而言,能够为其注入希望和信念,使其重新审视自己,积蓄力量,保持乐观心态。

肯定的语言有:

"我看到您有明显的改变,精神很好。"

"您能坚持每天都走路,很好。"

"您坚持跳操已经一个月了,很不错。"

"您一周没有吸烟,确实很努力。"

"您真的做到了一天没有喝酒。"

"您这段时间血糖控制得很好。"

"您看上去体重减轻了。"

"您看上去气色好多了。"

"我知道您忍受了很多痛苦,已经很了不起了!"

"您今天看上去气色比昨天好多了,恢复得很好。"

"您用很短的时间把吸烟的数量从40支/日减到20支/日以下了,已经很不容易了。您做出了很大努力!"

"您吸烟的量已经减少一半了,坚持得很好。"

"我刚才看到您拒绝了同伴递的烟,给您点赞!"

…………

肯定是一种正面积极的陈述,语言的内容应该聚焦于患者的优点而非短板。恰当的肯定与当时的情境,医患双方的身份,交流的过程流畅性、匹配度,以及医生对语言词汇的掌控能力相关。患者自认为的独特优势(点)被医生用赞许、认可、欣赏的目光和正向、积极的语言加以肯定,能够给患者带来极大的鼓励,促进其自我觉察、自我发掘积极的品质和内在潜能。

医生需要重视患者在行为改变过程中的主体作用,避免表露出居高临下的优越感,做出语言浅显的表扬或者单纯的鼓励。尤其是年轻的医生在面对阅历丰富、年资高于自己,或者故意在年轻医生面前卖弄自己故事的患者时,应用的肯定性语言更需要符合双方的身份、谈话的场景和当时谈话的内容。不要对那些理所当然的事情表达肯定(如称赞护士会打针之类),如果医生不是发自内心真诚地了解、理解和欣赏患者的优点和潜能,仅仅是表面、浅显、敷衍地称赞,患者会敏锐地感知到。这样如同否认对方一样,并不能帮助患者改变,反而会使其固定现状,内心产生负面情绪,影响医患关系。因此医生需要在实践中不断总结,力求能够准确表达对当事人的认同和肯定。

国际动机式访谈培训师给出的使用肯定技术的建议是:

聚焦于具体的行为,而非聚焦于态度、决定和目标。

聚焦于描述而非评价。

使用肯定的语言时避免使用人称代词"我"。

关注患者的非问题领域,而非问题领域。

肯定当事人自身的优良品质。

要点总结:

肯定传递出医生对患者这个人的欣赏和认同。肯定的氛围具有感染性,能够逐渐衍生出患者的自我肯定和自我接纳。肯定可以促使当事人反思自己是什么样的人、审视自己的价值观和潜能,有助于让人觉得自己更有能力去做改变。因此医生的肯定被患者感知到了,变成患者的自我肯定、自我接纳,此时改变才有可能。需要注意的是,良好的倾听和恰当的反映就是表达肯定的过程。在与患者交流时,医生始终要以包容的心态营造一种接纳和肯定的气氛,在互动过程中得体地传达非语言信息(如面带微笑、点头称赞),让"不错""很好""很棒""继续""接着讲"等短语变成惯用语言。

四、干预技术之四:摘要和释义(summarizing,S)

摘要就是把对方说的话收集起来,概括、综合和整理,进行汇总,然后再用自己的话表述出来反馈给对方,相当于长的反映性倾听。在医生的脑海里,摘要有四步思考过程:①患者刚才说了什么?——收集患者传递的信息;②所说的内容表达了什么意思?其真实想法和目的是什么?——猜想患者的真实意图和思想;③将患者所说的内容进行汇总,以患者能够听懂的语言表述给患者;④观察患者的反应,评判自己摘要和反馈的效果。

释义是心理咨询中重要的参与性技术,是指咨询师将求助者陈述的主要内容归纳、总结,反馈给求助者,以达到加强理解、促进沟通的目的,也可以理解为"对患者所述的语言内容进行含义猜测后,用简练的语言说出来,让患者确认自己真实想法的过程"。因此"摘要"和"释义"两个术语,本质上意思相同;摘要可以进行字面意思的总结,也可以对当事人进行思想的汇总。恰到好处的摘要可以使对方反思其刚才所说的话,尤其对矛盾心态的摘要可以帮助患者厘清自己的思路。释义可以就患者所说的某个概念或者医生总结处理某种情况进行讲述。许多全科医生都有这样的经历:遇到的一些老年患者会就自己的患病原因、就诊过程、患病感受、顾虑和想法反复诉说、重复描述,生怕自己没有讲述清晰、医生没有听明白。出现这种情况除了与患者自身的文化程度和语言能力有关外,也与医生曾经不恰当地打断过患者讲述,或者患者认为医生心不在焉、没有认真听有关;此时恰到好处地应用摘要和释义技术,就能明确告知患者"您刚才的话,我听懂了、记住了、理解了"。

例如:"您刚才谈到您父亲。他抽烟一辈子了,现在年龄大了,而且不停地咳嗽。您想让他戒烟,但是每当您看到他时又忍不住给他递烟,两人一起结伴抽烟,过后又觉得不好。这种矛盾的想法不断地从您脑海中浮现,让您有些困惑。"

又如:"您已经83岁了,照顾60岁的儿子感到力不从心了。他有智力问题,一直都是您在照顾他,所以不忍心把他交给别人看护。"

"您听从了医生说的话,没有给他从嘴里喂食物。可是最后几天他想要吃东西的样子让您现在想起来内疚,担心他的死亡与您没有给他吃东西有关。"

"您现在最大的难处就是不知道该怎样与儿子和儿媳相处,该不该听儿子的话把钱给他们,并和他们一起住。担心和他们一起住给了他们钱,万一他们变卦了对您不好怎么办;但是不和他们一起,自己一个人生活又有些困难。"

…………

总结和释义是站在对方角度,将对方所说的话或者表达的意思进行汇总后用自己的语言重复描述,然后反馈给对方,表达理解和同理心的过程;也是把对方描述得不是很清楚的内容进行提炼,反馈后获得对方再认可的过程。

学习MIT,掌握和灵活应用ORAS技术,是建立合作信任关系的基础。ORAS技术需要根据不同的临床场景,根据医患双方对健康问题的不同看法灵活应用,是以患者为中心的沟通方式。初学者需要掌握其原理,在日常工作中不断实践,达到将它熟练应用的程度。

患者:"下班回到家里我已经很累了,可是我还要给孩子做晚饭。吃完了收拾干净,又要督促他们做作业。等他们都上床睡觉了我已经筋疲力尽了,根本没有时间和精力再运动了。"

医生可以选择下列方式应对:

"当您想到需要做些运动,您会想象您做什么?"(O)

"您明白多做运动对您来说是很重要的。"(R)

"您的健康对于您和您的家庭来说都很重要。"(A)

"作为职业女性,兼顾家庭和工作是不容易的,您在做事和留点时间运动之间寻找平衡。"(S)

案例

患者男性,71岁,女儿陪伴前来,因"进食差,上腹部饱胀感,伴有夜间嗳气一个月"而就诊。患者进门后描述上述症状后就不断抱怨,喋喋不休地说:"大夫,我以前身体很棒,都是做手术做坏了。说是溃疡嘛,人家都说不用做手术,我女儿一定要让我做,做完了又说按照肿瘤治疗,又是放疗、又是化疗,已经一年多了,把我的身体都搞垮了。"医生闻到了患者身上的烟味,看到患者女儿的表情平和,没有焦虑、着急,就猜到病史有隐情。(女儿伏在医生耳边小声说:"我父亲接受胃癌手术已经7年了。以前很好,现在复发并且有转移。他就是不听话,还不断吸烟,目前只是姑息治疗,开点药物减轻症状。")

医生:"您过去患胃溃疡,您认为不需要手术,但是听了医生的建议最后还是做了手术,而且做了放化疗。但是现在您不舒服,您认为是手术没有成功(S)。那么今天您来的目的是什么?您想让我帮您做什么(O)?"

患者:"我一直都在吃奥美拉唑肠溶片和胃舒胶囊,我想再配点药。还有我不想吃饭,总是咳嗽。都是手术做坏了,把我的身体搞垮了,我也不能找他们,谁让我当时同意了呢?我现在吃不好、睡不好,这里(手指着上腹部)很难受,吃药就好点,不吃就反酸、打嗝。"

医生:"好的,这些药物可以减轻症状(告知)。我闻到您身上很浓的烟味,您还在吸烟吗(O)?"

患者:"不吸了,不能再吸了。当时手术的医生就说不能抽烟了,我也减少了吸烟量,最近几年感觉还好,又吸了,孩子们也不停说我。"

医生:"每天还抽几根烟啊?"(O)

患者:"有一包。不抽了,再不戒烟不行了,不能再抽了。其实手术后前几年我烟也戒了,自己感觉还是不错的,就是几个老朋友在一起都抽烟,所以又开始抽烟了。这次真的不能再抽烟了。"

医生:"您对自己的病情很了解,也能够管理好自己的生活。"(A)

要点总结:

结盟是医患之间建立一种信任和相互尊重的工作关系的过程,做到双方目标一致、相互协作。其核心的干预技能是ORAS,即开放式提问(O)、反映性倾听(R)、肯定(A)、摘要和释义(S)。启发过程是让当事人自己说出自己需要改变的相关论点,反映性倾听是启发患者动机的关键。反映是在倾听的基础上,对患者的困境做出猜测后回应患者的语言。如果猜对了,患者感受到了被理解、被认可;如果猜错了,患者会辩解、解释、拒绝或者回避。反映的语言表明下一步谈话的方向,也是确定动机干预技术整体走向的关键步骤。要灵活地应用ORAS,就需要在实践中不断自我修正、反思,使技术日臻完善。

第二节　聚焦阶段：深入其心，明确目标

有经验的医生在与患者交流 2~3 分钟,了解了患者的基本情况后就可以看出患者的健康问题。但是对表象的了解不等于对其内心的理解,而且对患者疾病的诊断能力不一定能转化成对其行为的干预能力。也就是说,医生诊疗水平的高超与对患者行为的影响力不成正比。如果医生站在患者的角度,了解患者的想法,了解患者的健康信念模式,探索患者对自身健康行为的认识和看法,有可能使患者敞开心扉,自我反思后自我觉知,知道自己应该如何做才能提高健康水平。在建立信任关系后,MIT 进入下一个阶段：深入其心,明确目标。

一、干预技术之五：识别矛盾心理

1. 矛盾心理

矛盾心理是一种不和谐的心理状态,其特点是一个人对某事的想法和行为存在着相互冲突的内容,如"我愿意,但我不做""我想做,又怕做不到"的思想和行为的困境,或者"这样做会得到 X,会失去 Y;不做可能得到 Y,但是会失去 X"的矛盾心情。人是习惯性动物,改变固有的生活习惯,患者会在内心计算改变的成本和收益,产生强烈的矛盾,而这种矛盾心理会使患者长时间处于考虑阶段,犹豫不决,迟迟不能采取行动。因此认识到患者的矛盾心理,理解矛盾的两端,帮助和引导患者自己认清内心矛盾两端的问题实质,自己说出来,自己去化解,这是全科医生启发患者行为改变动机的重要环节。全科医生不要指望直截了当地告诉患者矛盾所在,给予直接解决问题的方法,或者使用居高临下的言辞、权威影响来说服患者改变问题行为就能够奏效。就像众多烟民对印在香烟盒上的骷髅、满目疮痍的肺脏等图案,以及"吸烟有害健康"的警示语具有免疫力一样,具有健康危险因素的患者对医生、家人,或者其他说教者的语言都形成了阻抗心理,多数直截了当的说教对没有行为改变动机的人帮助不大。

常见矛盾心态如图 2-1 所示:

具有健康危险因素的人大多都知道合理饮食、增加运动、戒烟限酒、规律睡眠、放松心态是保障人们身心健康的"四大基石",但是一旦行为成为习惯,想要

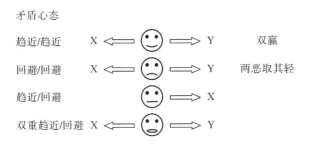

图 2-1 矛盾心态

来源：MILLER W R, ROLINICK S.动机式访谈法：帮助人们改变[M].郭道寰,王韶宇,江嘉伟,译.上海：华东理工大学出版社,2013.

主动改变,进行自我约束,做到并且长期坚持却不容易。矛盾心理就是同一时间想要两个不可兼得的好处：既想要自己身体健康,身体的各项指标都正常；又想要满足自己的口舌之欲,懒于运动。或者两个彼此不相容的东西都在脑子里,如慢性阻塞性肺疾病的患者每当季节变化,急性发作时,气喘、咳嗽、咳痰甚至痰憋,就想立刻戒烟；但是经过治疗后炎症减轻、喘息好转,进入慢性缓解期时,患者又会在烟瘾来袭时禁不住诱惑而复吸,患者会在戒烟要健康、吸烟满足当下的身体舒适之间胶着很长时间,所以矛盾心理就是在两种选择、两条路或者两段关系中摇摆不定。

通常体现患者矛盾心态的语言是：

"我也知道吸烟的危害,但是我戒不掉。"

"我想早点睡觉,但是我又忍不住想看看手机。"

"我白天很累,晚上躺在床上看看手机视频,能让我放松,不知不觉时间就晚了。"

"我的体重又增加了,我不能再吃了,可是我最喜欢吃甜食了。"

"每次测了血糖就下决心要去运动、少吃点,但是我禁不住美食的诱惑。"

"医生说我有酒精性肝硬化的危险,我不能再喝了。可是今天我很高兴,有个远道而来的朋友,大家在一起聚聚,怎么能不喝点？"

或者是：

"我感觉到每天夜晚打游戏让我很兴奋,害怕会成瘾,经常告诫自己不能再玩了。可是我总是想着再打过一关,过了这关后又想着再打过一关,这样不知不觉就到深夜了,第二天还要上班,所以白天头脑昏沉沉的。我很痛恨自己管不住自己,可是又觉得没有那么严重,我玩的时间不是很长,不至于成瘾。就是有些小瘾,也不至于那么糟糕。"

"我试图戒烟不止一次了,每次气管炎发作时,我都不停地咳嗽,我就想下决心戒烟;可是,咳嗽稍稍好些,我又想抽两口,感觉没有医生说得那么严重,少抽几根没有关系,所以又变成这样了。而且戒烟后复吸,比以前吸烟数量更多。"

"我早就想来和你会面,听听你的治疗意见;但是一想到你告诉我的那些情况,我就感到烦闷。身体的各项指标让我很担心,而一会头晕、头疼让我感到很不舒服,但是又要少吃,又要多动,不让抽烟、又不要喝酒,生活真的很乏味。我不想过这样的生活。"

"现在我已经决定不再饮酒。可是,我的大多数朋友都在喝酒,如果不和他们在一起,我不知道能干什么。"

"我不想和他们在一起通宵打牌,可是我已经习惯这样的生活了,白天我不知道能干什么,而且没有精神。"

"我不想打胰岛素,单纯吃降糖药效果又不好,我的血糖一直控制不好。少吃多运动总是让我感觉很疲劳,整天没有精神。"

……………

当患者表达的语言中充满矛盾时,表明患者内心对健康危险因素有过思考,只是认识不深,或者固有的习惯根深蒂固,以及在改变行为过程中身体存在不适且内心有无助感。所以矛盾心理是行为变化中常见的表现,也是行为改变的必经之路。此时全科医生需要做的是耐心倾听,不打断患者自言自语的表述,尊重患者并支持其自我探索、自我反思;尊重并接受患者犹豫是否改变的复杂感受,以及对是否采取改变行动的犹豫不决。需要改变的是患者。患者是否改变,是否有信心、有决心改变取决于患者对自我的认识。患者有权利做出他认为有利于自己的选择。医生的作用只是帮助患者认清自己,帮助患者做出有利于自身健康的选择。医生不要让自己对改变的渴望超出患者预期。

全科医生需要不断培养耐心,倾听、感受、评估患者矛盾两端的核心问题,有策略地与患者讨论其矛盾心理,讨论对问题的看法,启发其对问题本质的认知,引导患者自己处理矛盾两端的实质性问题。只有清晰地感受到患者矛盾心态中的焦点,才能发现患者自身的有利于改变的力量,应用 ORAS 方法,使用患者认可的语言帮助他们朝着行为改变的方向迈步。

2. 识别改变性语句

具有矛盾心态的人,语言表述中总是在改变和不改变之间左右摇摆,话语中都夹杂着改变和(或)不改变的想法和理由。其中包含患者对某件事的渴望(desire)、做事的能力(ability)、理由(reasons)、需要(need)等。但是不同的陈述体现了患者不同的心境,有想改变、不想改变或害怕改变的心境。如果患者在语言中使用了愿望、承担或者承诺的语言,表明其有可能改变行为。根据患者所述语言的内涵,可将其按语言风格划分为预备型改变性语句和行动型改变性语句两类。当患者的语言描述中包含渴望(D)、能力(A)、理由(R)、需要(N),表明患者有改变的想法或者改变的可能,统称为预备型改变性语句,简写为DARN。如:

渴望(D):"我想减轻体重。"

"我想恢复成以前的样子。"

"我想看上去要精神一点。"

能力(A):"我可以办个运动卡。"

"我可以减少吸烟的数量。"

"我可以做到早上不喝酒。"

理由(R):"这样会减轻我的血糖水平。"

"我老婆也不会唠叨我了。"

"我的孩子很小,我每天都和他一起玩。"

需要:"我今年必须减重,我的体重指数超标了(N)。"

"我一定要戒烟了(N),这段时间每天咳嗽不停(R)。"

"我从来不在家里吸烟(A),我害怕影响我的孩子(R)。"

"只要我晚上不吃零食(A),早上我的空腹血糖就正常(R)。"

预备型改变性语句反映矛盾心态中支持或者赞同改变的想法;而行动型改变性语句说明解决了矛盾心态,行为向改变的方向发出信号。行动型改变性语句中清晰地表达出承诺(commitment,C)、启动或者采取行动(activation,A)、采取步骤或者做(taking steps,T),简写为CAT。如:

承诺(C):"我发誓我一定不再碰酒了。"

"我保证这次一定戒烟。"

"我一定会每天都走路,保证7 000步。"

采取行动(A):"我今天已经办了张健身卡,还买了运动装备。"

"我把烟灰缸扔了,把家里剩下的烟都送人了。"

"我今晚准备23:00就关掉电脑游戏。"

做(T):"我今晚去跑步。"

"我今天一天没有吃零食。"

"我一上午都没有吸烟。"

"他们叫我去喝酒,我没有去。"

全科医生能够机敏地看出患者的矛盾心态,知道其犹豫的矛盾点。此时不要急于当面指出,更不要使用专家的语言说"您既然知道,就应该……"。恰当地使用开放式提问(O),让患者自己说出来,可以使患者赋能。如:

医生:"为什么您这么想?"

"为什么您想这样改变?"

"您将如何做才能心里不纠结?"

"您的理由很充分。还有吗?"

"您认为做出改变的重要性是什么?为什么?"

"您这样改变对您产生哪些好的影响?"

在提出这些开放性问题后,医生要保持耐心,让患者进行充分的回答。如果患者认真思考并回答这些问题,就会有开放的心态,认真思考自己为什么犹豫不决,是哪些问题导致自己处于纠结状态;同时会感觉到被医生理解,更加信任医生,敞开心扉,积极探索,内心向行为改变的方向更进一步。

3. 持续性语句

如果患者没有改变的意愿,不想改变,就会列出各种理由为固有行为辩护,称为持续性语句。持续性语句和改变性语句在概念上是相反的,就像一座小山的上、下两个坡道。持续性语句多,就像上坡一样,患者反对改变,维护旧有想法,固有行为会维持;改变性语句多,如同下坡,言语中会提到改变的能力、愿望、理由和需要,支持改变,改变的行为就可能会发生。患者的一句话中既有持续性语句,又有改变性语句,这正是矛盾心态的两个方面[即 X 或(和)Y]。所以医生听到矛盾的两组语句是很正常的,关键是要识别出来,要能够听出来,并且能够恰当地应对。持续性语句中的 DARN 和 CAT 如下。

渴望(D):"我喜欢吸烟带给我的感觉,我不想戒烟。"

"我觉得躺在沙发上边看电视边吃东西是非常享受的。"

能力(A):"我能够管好自己,我想戒烟时自然会戒烟的。"

"我很了解自己的身体状况。"

理由(R)："我很忙,没有时间运动。"

"我周围的人都吸烟,我戒烟了就没有朋友了。"

需要(N)："没有烟,我觉得日子没法过。"

"不喝酒,生活没有乐趣。"

"降压药要吃,酒也要喝。"

承诺(C)："我宁可在空调房间打游戏,也不想出去活动。"

"不能不喝酒,也不能没有朋友。"

"晚饭少吃点,我就睡不好(R)。我不再控制了。"

采取行动(A)："吸烟有害,我知道,但是现在看不出来,到时候再说了。"

"我懒得去运动,有时间我不如躺在沙发上看电视。"

做(T)："你给我的节食计划不知道放在哪了。"

"我买的跑鞋只用过一次,现在都不知道扔哪了。"

"我办的健身卡一次也没有用。"

同样,医生听从患者的持续性语句,也可以使用 ORAS 技术应对：

患者："我不想戒烟,我现在也没有什么不舒服的感觉。而且我听人说,突然戒烟会生病。我有个朋友平时一向都很好,戒烟没有多长时间,就生病死了。"

医生："这件事您有没有反过来想,他已经感觉到不舒服了才想起戒烟的?"(O)

"您认定他是戒烟了才生病的,还是已经生病了才戒烟的?"(O)

"您担心戒烟后会有不良的反应。"(R)

"您认为您朋友的死因与戒烟有关。"(R)

"其实您也想过戒烟的事情。"(A)

"您对戒烟的事情想过很多。"(A)

"您很认真地思考过您的习惯对身体健康的影响。"(A)

"戒烟改变了生活习惯,您的身体会发生变化,您担心出现不良的结果。"(S)

"您吸烟多年,已经习惯了。但是您也担心吸烟的危害,所以对是否戒烟很纠结。"(S)

如果医生听到当事人所说的话是改变性语句,那么继续倾听,并且鼓励其继续说下去；如果听到的是持续性语句，就需要想办法唤出改变性语句，即通过引导或者直接询问的方式让患者说出改变性语句。可以用询问 DARN 的方式启发，如：

渴望(D)：询问对方的想法、希望和喜欢，可以直接询问改变的渴望。

医生："您希望事情怎么改变？"

"您希望我们努力达到什么结果？"

"您希望血压/血糖/血脂/尿酸维持在多少？"

"您想通过吃药控制体重吗？"

"您希望您的体重是多少(D)？您想如何达到目标(C)？"

能力(A)：询问对方能够做什么、有能力做什么，或者假设能够做什么。如：

医生："您怎么做到减少吸烟的量呢？"

"您有什么办法可以远离让您喝酒的场合？"

"您怎样去抵挡零食的诱惑呢？"

"您特别想抽烟，可是您又想控制。您会怎么做？"

理由(R)：询问特定的理由，让对方思考或者叙述改变的理由；如果患者使用"如果……，就……"的句式，表明已经有改变性语句。如：

医生："为什么想这样做？"

"说说您觉得戒酒的好处。"

"说出您认为戒烟(减重、早睡)的三个好处。"

"您刚才提到熬夜对身体的影响，具体表现在哪些方面？"

或者直接使用矛盾心态来询问。如：

"您吸烟(饮酒、不动、熬夜、高脂饮食)已经很多年了，已经习惯于它们给您带来的好处；但事情都有两面性，这些习惯性行为也对您的身体产生了影响。如果现在考虑改变一下，不吸烟(不饮酒、去运动、不熬夜、调整高脂饮食)，您认为做出改变的理由是什么？"

需要(N)：询问如果需要改变，那么改变的迫切性是什么。如：

医生："您觉得您需要戒烟(戒酒、运动等)这件事有多急迫？"

"说说看，坚持服用降压药对您来说有多重要？"

"您感到需要减轻体重，这对您来说有多重要？"

"您为什么需要改变饮酒的数量？"

"打游戏对您最大的影响是什么？"

询问恰当且合适的问题是全科医生需要不断训练的内容。询问能够启发患者改变性语句的开放式问题,尤其是当患者在矛盾中胶着、摇摆不定(好像在山顶上徘徊)时,多询问一些"为什么"或者"怎么样"的细节。

即使询问开放式问题,如果语言内涵或者语气带有面质性质,也会使得患者感觉到被冒犯、不受尊重,导致患者感到羞愧、反感,自我辩解。因此医生应该放平心态,耐心引导和等待。当然,如果医患双方结盟牢固,患者对医生信任有加,偶尔可以询问一些带有质问性的问题,如:"如果您血压控制不好,现在不吃药,出现您经常担心的并发症,比如偏瘫,怎么办?"(这句话具有很强的面质性质,只有患者对医生非常信任、双方关系稳定、患者有改变意愿时才能偶尔使用。)

因此,谈话双方思维应该一致,主题明确,步调一致。如果医生对患者的要求很高,希望他能够快速改变不良行为,遵从医嘱;而患者对自己的健康问题尤其是健康危险因素认识不清,没有改变意愿或者改变意愿不强,两者间的谈话就不会很顺畅。

下面列举的开放式提问不是很恰当,具有当面对质的特点,表明了医生急躁的心态。这样只能导致患者持续性语句增加,行为更加固定。如:

"您不是答应要戒烟了吗?为什么您还没有行动?"

"您自己不断保证要努力做到?怎么就不能呢?"

"您要按时吃药(打胰岛素),但总是做不到,您到底想怎么样呢?"

"您想回到以前每天都醉醺醺的样子吗?"

"为什么不能克服(坚持)一下呢?"

....

要点总结:

矛盾心理是患者内心深处困境的根源,也是患者核心价值观(即生活的目标)与当下行为结果不一致导致的不和谐,即患者的理想状态和现实行为之间存在差距。这个差距以及导致差距的原因,有些患者是心知肚明的,内心是清楚的;而有的患者并不是很清楚或者很了解,或者患者内心有模糊认识,但是口头不愿承认。这个差距影响了患者的行为改变,是患者矛盾心理表现的根源。全科医生需要与患者共同探讨,引导患者自我反思,树立自己内心真实的想法和理想状态,正视"理想的我"和"现实的我"之间的距离,认清楚什么是自己真正希望的状态。如果患者认真思考,重新认识自己,审视自己的"目标"与"现实行为"之间的差距,能够接纳自己,则会在知、信、行一致的轨道上向前迈步,减少阻碍因素。

矛盾心理是阻止患者行为改变的深层次的因素。清晰地与患者讨论矛盾心理的两端,需要全科医生了解患者的内心想法、人格特征和价值观,及时、准确和恰当地应用引导语言,以减少患者内心矛盾。患者对医生的信任程度,医生敏锐的观察、机智的 ORAS 应用技能,可以帮助患者厘清思路,认清自己内心深处矛盾的两端,权衡利弊,从而下定决心,解决矛盾。当医生看到了患者如释重负的表情和(或)坦然自信的表述,说明接下来患者的行为很可能会向着改变的方向推进。在与患者讨论矛盾心理时,会涉及患者的价值观,如何讨论价值观可以参见"干预技术之七:讨论价值观"部分。

二、干预技术之六:聚焦问题

聚焦是全科医生与患者讨论需要改变的具体问题,以及改变要达到的目标的过程。焦点就是需要改变的具体行为问题,它可以来自患者,也可以来自医生,甚至所处的环境也能影响双方谈论的焦点。在寻找焦点的谈话中,在不同的语境下,医生可以使用不同的谈话风格,如指示风格、跟随风格、引导风格。具体采取什么风格,需要医生明确知道患者需要改变什么,患者想改变什么,而目前能够改变什么。

1. 需要改变的目标: 焦点

医生可能认为患者需要改变的问题涉及吸烟、饮酒、超重、熬夜、不按时运动、性生活不安全、不按时服药、膳食不合理等,通常会不由自主按照自己的想法告知患者,希望对方改变。但事实上患者与医生的想法不尽相同,可能在医生看来需要即刻改变的问题行为在患者看来并不是重要的。

如医生认为患者对胰岛素的使用不规范,没有规律监测血糖水平,也不按照规范一次性使用胰岛素注射针头,而是随意根据自我感觉调整剂量、重复多次使用注射针头,导致血糖波动很大,甚至有发生高血糖、高渗透压或者低血糖的风险,所以患者问题的关键是"规律注射胰岛素"。

但是,与医生交流的患者 1 则认为:"我不担心血糖问题,因为经常要出差,打胰岛素不方便,也没有办法监测血糖。现在我主要的困惑是我有些胖,体重超重,脖子粗短,夜间睡眠打鼾厉害,医生说我有'睡眠呼吸暂停'。我早晨经常头晕、乏力、昏昏沉沉,好像头脑一直都不是很清醒,所以希望医生让我头不晕、头脑清醒点。"

患者 2 则认为："我的腿行动不便，到医院拿药、开胰岛素针头都不方便。孩子们都很忙，我也不能经常麻烦他们。所以，我只能节约点用胰岛素针头。而且我的眼睛老花了，看不清楚。我的胰岛素用量是根据转笔的声音来判断的，或者只能模糊地看到几个刻度，所以剂量不准确也常见。我都这把年纪了，我不在乎了。"

聚焦过程是医患双方讨论的过程，明确患者目前存在什么问题，其中最主要的问题是什么，需要改变什么，而患者希望改变的什么。聚焦过程是全科医生对患者进行再认识的过程，以明白患者的主要问题和主要诉求是什么。医生在交流中要在脑海中厘清下列问题：患者的主要问题是什么？患者是否认识到自己的问题？是否有改变的想法？患者想改变什么？为什么？患者想怎样改变？准备什么时间改变？我和患者想法一致，我该怎么引导？患者的想法和实际情况不一致，我应该怎么做？

聚焦的问题或目标有下列三种情况。

（1）焦点确定，目标明确。是指患者明确了想要寻求帮助的内容。如：吸烟的患者自己想戒烟，到医院的戒烟门诊寻求帮助，或者与全科医生直接讨论如何戒烟的问题；体重超重或者肥胖的患者因为疾病或者主观愿望希望减重，来咨询或与医生讨论控制体重等相关问题。其他情形如戒毒所，青少年网瘾戒断、戒毒、戒酒协会等机构，医疗机构中设置的各种咨询室等中，助人者和求助者两者交谈的主题内容明确，求助者希望改变的方向也很清晰。此时交流的内容，除了给予相应的专业指导外，根据患者的具体述求，可以使用本书中的干预技术之九——"应对改变语句和回应改变"具体技能。

（2）焦点和目标不确定，但是方向很明晰。这种情况比较多见，尤其在社区门诊中，患者因健康问题而来就诊，寻求医疗帮助。但是患者关心的是影响自身的各种不适症状，或者各种检验指标的异常，希望能够快速改变，消除不适，令指标恢复正常。但是这是问题的表象，医生在询问病史、进行体格检查、与患者沟通后发现，需要解决一些根本性原因才能解决患者的问题。聚焦的过程是双方共同讨论的过程。

如：患者男性，38 岁，体重指数 35 kg/m^2，想增加运动，但因膝关节疼痛而就诊于社区医院，希望全科医生能够解决膝关节疼痛问题。患者从事计算机编程工作，久坐不动，业余时间刷抖音、打游戏，睡眠不规律，晚睡晚起。

该案例中，患者目前注意的焦点在于解决关节疼痛，希望医生能够开些止痛药。而医生通过询问病史了解到：患者最近半年多因为工作上的事情与老板不睦,改换了工作岗位,心情不好,每晚打网络游戏到凌晨1:00—2:00,饮食不规律,吃零食量增加,近期体重增加10千克。所以医生的思考应该是：患者需要的不仅仅是止痛药,还需要改变什么？优先改变什么？怎样让患者自己认识到这些问题？

医生需要学会克制,不要急于直接给出建议,如对患者说："您需要减轻体重,不能吃得太多,要运动……",而是要与患者交流,鼓励患者说出自己的想法,认识到目前最为影响健康的因素。比如可能需要讨论情绪、睡眠、体重、运动、关节疼痛、作息等多方面的问题。

(3) 焦点/目标不明晰,方向不明确。所谓方向不明确,就是患者不知道自己的问题出在哪里,也不清楚自己需要做些什么,内心很困惑,所以来咨询；或者患者根本不认为自己有问题,但是家人或者其家庭医生认为患者需要改变,被"要求"或被"转介"而来。此时全科医生需要先就患者目前的生活状态、感到困惑的问题进行详细了解,在与患者讨论过程中明确谈话的方向,判断困扰患者的因素,再确定需要改变的问题/目标。

如：患者46岁,男性,因"肢体麻木"而来咨询是否会中风。患者体重指数30 kg/m²,伏案工作,吸烟20余年、每日20支左右,开车上下班,已经明确诊断为"糖尿病、高血压、高脂血症、高尿酸血症"等病史,但是平常除了活动多、爬楼有点气喘外,没有什么不适感,没有痛风发作。患者以药物控制血糖和血压,偶尔监测血压和血糖,数值尚平稳。患者此次因为"肢体麻木"而来就诊,担心得了"脑卒中"；害怕今后瘫痪卧床,希望医生能够给予"检查一下排除卒中,或者给予药物治疗"；而医生经过询问病史及查体,认为引起肢体麻木的原因可能是颈椎病、腰椎因素、糖尿病、末梢神经病、维生素缺乏等,优先需要控制的是脑血管病的危险因素,需要从减重、控烟、运动、降压、降糖、控酒、改变饮食结构等多方面进行改善。

医生明确患者问题(聚焦)的思维过程：

① 探寻引起肢体麻木的常见原因：患者最担心的是会不会得"卒中",医生脑中以肢体麻木进行症状鉴别诊断,按照约翰·莫塔"安全的诊疗策略"进行分析,明确引起手麻的常见疾病、不可忽略的危急重症性疾病、隐匿性疾病和复杂性疾病等。

交流中,全科医生了解到：患者工作繁忙,晚上应酬多,饮酒后很快半卧位或者高枕入睡,所以颈部得不到很好的放松,晨起肢体麻木,尤其是右侧上肢有间断性麻木、一过性小指有放电的感觉;所以肢体麻木主要因素优先考虑颈椎病(神经根型)压迫所致。在行相关检查之后,患者血糖、血压、血脂、尿酸偏高,心电图显示左室高电压改变。

② 睡眠有问题,有关睡姿的讨论:患者饮酒后昏昏欲睡,担心呕吐,就会高枕入眠,甚至需要取半卧位。如果没有喝酒,也喜欢枕头垫高些,平卧时感觉胃部、胸部有向上挤压感,呼吸不畅。患者打鼾明显,影响自己和家人休息。

③ 关于饮酒和体重问题的探讨:患者是公司中层职员(销售经理),有许多工作应酬,日间忙碌,只有晚间聚餐谈事、联络,知道饮酒伤身,而且已经感受到身体活动耐力下降:以前爬楼梯上三层后才感觉到有气喘感觉,现在爬一层楼就得休息,走路急迫些偶有心慌的感觉。所以也会担心会不会得心脏病、猝死。

④ 与患者讨论对健康的担心内容:患者开始担心冠心病、脑卒中等健康问题,考虑过改善健康状况的问题吗?患者自述已经发现了高血压、糖尿病,并且认真吃药,数值都控制在正常范围内。虽然很多医生都说过要戒烟、限酒、运动、减重,自己也知道,有时间也会去走走路,但是不能坚持,主要是"压力大、工作任务重,没有办法,自己是'压力肥'。至于喝酒嘛,喝酒、谈生意比较常见,习惯了,已经尽量控制少喝点了"。

....

到此,医生评估该患者需要改变行为,包括控酒、减重、戒烟、运动、降压、降糖、改变饮食结构、调整睡眠姿势等多方面,但患者没有行为改变的动机,处于意向前期;以知、信、行理论分析,患者认知处于"健康知识储备不充分,健康信念模糊不清,行动处于在改变和不改变两可之间,没有行为改变的动机,也没有改变的行动"的阶段。医生与患者交流的目的是层层剥茧、逐步深入的过程,引导患者去领悟自己的生活方式与目前的健康问题息息相关,虽然目前没有出现脑卒中、冠心病等高血压并发症,但需要防患于未然,改变不良行为,防止和延缓高血压病、糖尿病并发症的发生。谈话的目的是达成共同的目标,聚焦的终点是患者清晰地认识到自己需要改变生活方式,并且思考需要最先改变什么,如何改变。

临床医生由于日常工作繁忙,习惯于使用指示性语言,认为告诉患者应该怎么做、必须做什么、不能做什么等内容就尽到了自己的责任,至于患者是否听进去了、是否能够行动起来不在医生的考虑中。部分患者出于对医生专业性的尊重,可能会听从这些指示性语言;但是如果医生能够引导出患者对自己日常生活状态和行为的描述,就能够使患者开始重新认识自己,关注自身健康,进行反思,启动今后能够持之以恒的行为改变。

虽然患者知道不良行为习惯应该改变,但不良习惯对身体的影响是长期、慢性过程。不良影响暂时没有显现,患者无法预判自己的未来,往往还有侥幸心理,预测医生所说的严重性后果不一定会落在自己身上。所以当患者听到医生的说教,尤其对医生的态度不认可时,会表现得不耐烦,或者自我辩解,强调环境和客观因素而不是反省自己,所以他们的语言可能会过多强调客观因素,认为自己的行为是被迫、无奈、无能为力的:

患者:"我知道吸烟不好,但是环境如此,不过我还年轻,等过几年再戒烟也来得及。"

"我虽然抽烟,但每次吸烟时烟只是进入口腔转一圈就吐出了,没有往肺里咽。"

有些患者会因为医生表现出耐心而滔滔不绝,谈话没有主题,远离健康问题。医生需要敏锐地挖掘出患者得意外表之下内心的困境和矛盾,应用摘要和释义技术,鼓励患者探讨自己的想法,或者使用长摘要的方式把患者谈话的主题总结和概述出来,把患者的话题拉回到对健康危险因素的认识上来,从而控制谈话的方向。敏锐地发现患者的优点和长处,使用肯定的技术与患者交流其正向的品质、力量、价值观和改变的愿望,引导患者探讨适合自己的生活方式。

聚焦的过程是双方就健康危险因素开展讨论的过程,其中的平衡点和艺术性需要在实践中不断积累。患者需要改变什么、应该改变什么、优先改变什么是患者自主决定的,医生只能提供信息和建议,和患者深入讨论,帮助患者厘清自己想改变什么,陪伴和见证患者改变的过程。

2. 聚焦的步骤和过程

聚焦的过程分为三步。

(1)了解患者的想法:详细而全面地询问病史,清晰地了解患者的背景,理解其目前存在的问题和需要解决的困境,用开放式提问和反映性倾听的方式挖掘和澄清患者内心的想法,引导出医生想得到的信息或者议题。如:

患者:"我上了40岁后,明显地感到身体素质下降了,而且睡眠也不如以前好了,所以有戒烟的想法;可是,现在挣钱不容易了,想戒烟就不能到吸烟的圈子去,那么更挣不到钱了。"

此案例患者48岁,是个体企业主,生活不规律,每日吸烟30~40支,有慢性气管炎病史;近期感冒后气管炎发作,再次来就诊。医患双方再次讨论有关戒烟的问题时患者说出上述想法。此时医生需要和患者进一步就其目前最困惑的内容进行沟通。

  医生:"您觉得目前最困扰您的问题是哪一个,戒烟、睡眠、机能下降还是挣钱难?"

  "目前最困扰您的是什么?"

  "您想谈谈哪方面的困难?"

  "您希望我们就哪个困扰来深入地讨论一下?"

  "您觉得现在戒烟(其他如戒酒、运动、按时服药等)最大的困难是什么?"

了解患者的想法,明确患者是否想改变、想改变什么、改变哪种行为对患者来说更重要,这是聚焦的首要步骤。继而列出需要改变的清单,和患者交流,明确改变的内容,掌握主动权。

(2) 给对方提供信息或者建议:根据对方最想谈论的话题,在征得同意的基础上,用对方能听懂的语言提供一些自己的想法和建议。

  如:"您知道吸烟对孩子的影响吗?"(若患者愿意听,可以做少量讲解。)

  "您愿意我给您解释一下为什么要坚持而且规律打胰岛素吗?您知道随意注射胰岛素的危害吗?"(给予有关胰岛素的相关知识和建议。)

  "睡眠有问题,会有两种情况:一种是身体内在问题,另一种是环境因素影响。您愿意了解一下您存在哪方面的问题吗?"[释义(S):讲解有关睡眠的科学知识,给患者提供睡眠卫生的建议。]

  "您想了解一下什么样的运动方式是比较科学的吗?"(讲解有关运动的科学知识和适合患者的运动方法。)

  "您对糖尿病的并发症非常担心,但是还不是很了解它们的危害。我给您具体讲讲。"(讲解有关糖尿病的并发症情况。)

  "您迫切地想控制血糖,但是单纯依靠药物还是不够。您听说过糖尿病管理的'五驾马车'吗?我们谈谈'五驾马车'的管理方法。"(具体讲解。)

医生使用"必须""不能""一定"等强制性语言和语气时,只代表了医生的愿望,而不是患者的意愿。权威的、强制性的语言对患者的行为改变影响不大;如果对患者不了解,一味地、千篇一律地重复和强调患者已知的信息(如:吸烟引发肺癌、吸烟与多种疾病有关,以及二手烟、三手烟和自己吸烟一样有害等众所周知的信息),对患者的行为改变影响甚微。

给患者提供怎样的知识和信息,需要根据对方的需求,站在对方的角度,在尊重对方的前提下,在询问病史的过程中评估患者的知识水平、健康信念模式、行动方式等;保持平等、平和的心态,敏锐感知患者内心的想法,猜测、寻找、选择患者希望得到的信息,并判断患者当下是否愿意听、是否信任医生、是否想得到医生的帮助后,不失时机地提供给患者,而不是提供医生认为的"正确的、应该提供的信息"。如果患者选择沉默,或者表现出呆滞失神的目光,或者表现出防御性身体语言如目光回避、转身、转头、后退保持一定距离,或者解释医生的建议为什么不管用,甚至直接反驳医生的建议,则表明医生提供的信息无效。

医生需时刻谨记:改变是患者的改变,改变是患者本人想要的,不是医生强加给患者的。医生只是个引导者、帮助者。虽然临床医生有丰富的医学保健知识,是从事健康事业的专业人员,但是患者才是他自己的健康专家,患者知道应该怎么做会对自己好。单纯告诉患者正确的健康信息可能对其帮助不大,医生需要帮助患者了解他的长处、优点、需求和力量,利用这些长处和优点帮助患者、陪伴患者,使其在改变的过程中有支持的力量,而不是感到孤立无援。

(3)再次确定患者的想法:在上述提供信息和建议的基础上,询问并核查对方是否清晰地理解和明白医生所说的话,观察其对医生提供的信息的反应。

如:"您明白我刚才说的话了吗?"

"我说清楚了吗?"

"您还想知道什么?"

"还有什么不清楚的或者疑问吗?"

"您对睡眠不好的原因了解了吗?还有什么疑问吗?"

"您认为您是夜间看手机太多影响睡眠的,还有什么其他因素吗?"

"您确定这是最困扰您的问题吗?"

共同制定目标:聚焦时与患者讨论需要改变的具体行为。在交流的过程中,当听到患者有改变性语句时,则要与其讨论改变的具体目标;目标要可测定、可实现,越具体越好,最好有时间期限。比如患者说:"这次住院我可要汲取教训了,烟不能再抽这么多了。"全科医生需要不失时机地与患者讨论的内容包括具体怎么做,从什么时间开始,多长时间完全戒烟或者用多长时间控制在每日多少支,在遇到戒烟阻力(如同伴嘲笑、身体困顿、内心孤独)时怎么办,等等。医生要从"医患共同决策"角度给患者提供寻求解决问题的科学方法,如就患者的疑问一同检索循证医学的诊疗依据,向患者介绍可采取的措施,由患者根据自身需求决定采取某种干预措施。

要点总结:

聚集的目的是明确患者需要改变哪种具体的行为,或者希望改变什么。焦点是患者的健康问题,或者影响患者健康的危险因素。如果焦点明确、目标清晰,患者处于改变的准备期和行动期,那么医生可以在接触患者之初、了解病史后开门见山,直奔主题协商行为改变的计划、具体怎么做。如果目标不明确或者方向不明确,需要有耐心,要应用核心的访谈技术(ORAS)来探究患者的现状、存在的问题、认识问题的程度以及改变的愿望和行为改变的阶段:开放式提问(O)让患者敞开心扉表述,寻找患者认为最重要的内心困境;使用肯定(A)、反映性倾听(R)、(长)摘要和释义(S)等方法来引导谈话方向,聚焦患者认为最重要和最紧迫需要改变的焦点。

三、干预技术之七:讨论价值观

没有人是没有动机的,每个人都有自己的想法、目标。只是有些人生活的目标清晰,有自我觉知;有些人生活的目标模糊,自己不知道,也没有专门思考或者与人讨论。因此每个人的行为都有动机。有些人动机彰显,很明确;有些人动机隐晦,需要经过启发和激活。

价值观是个体对自身内在世界所持有的根本态度及观点。一个人的价值观具有三要素:一是使命,即人们把思考的焦点放在哪里,其态度和行为就会发生改变;二是核心价值,即认为在自己生存期间最重要的事情;三是对个体来说"想成为什么样的人""未来是什么"。

心理学家马斯洛的需求理论认为人的动机都是为了满足自己的需求。而需求从低到高,共有五个层次,即①生理的需求:表现为对满足生命和身体的需要,如对食物、水、睡眠、性等的追求。②安全的需求:对个人生命安全感的需要,如住房要求,健康、安全、有伙伴交流,能够就业,获得相应的财产、财富等。③爱和归属感的需求,如需要有朋友、有友情、良好的亲密关系,有相互信任的家庭和家人等。④被尊重需求:有一定的社会地位,获得成就,具有自信,被人尊重等。⑤自我实现感:是高级需求,如能够成为希望成为的人,实现自我追求的目标,实现自己的核心价值等。

每个人的动机都是有价值倾向性的,而且行动的目的和强度往往朝着自认为价值最高的方向发展。具有明确价值观的人有鲜明的目标意识,行动可持续,可以始终如一地维持其决策;如果个体的价值观模糊,或者目标性不明确,思考和行为就有可能疑惑,行动的目标性不是很清晰。

针对健康危险因素明确、不良生活行为习惯需要改变,而主观上没有改变的意愿、谈话中不断自我辩解的患者,医生在建立信任的前提下,在恰当的时机把话题引导到价值观的讨论上。这个"恰当的时机"考验着全科医生的机敏性和智慧,也可能就存在于患者滔滔不绝、自我辩解的语言间暂时停顿的空隙中。

讨论价值观不需要严肃地追问、一本正经地拷问,可以轻松地从询问生活目标、生活琐事中最在乎的事、最珍视的人、最想要的东西等具体想法入手,如:

医生:"对您来说生活中最重要的是什么?您最在乎什么?"

"您觉得挣钱的目的是什么呢?您生活中最关心的是什么?"

"您认为家庭生活非常重要,谈谈您对家人的责任。"

"您的生活中的行为准则是什么?"

"您说过您工作很认真,这是您最优秀的品质吗?除此之外您还有哪些优秀品质?"

"能够说说您的人生目标吗,比如长期目标、短期目标?"

"您对自己未来的生活有什么打算吗?您想要什么?希望成为什么样子?"

"您说您责任心很强,说说具体表现在哪些方面。"

"您认为好的生活是什么样子的?为了这样的生活,您会怎么做?"

…………

当然,针对理解力强、文化程度高的人也可以直截了当地问:

"谈谈您对生命的意义的理解。"

"您认为您的价值观是什么?"

"您认为人生的价值是什么?您追求什么?"

与患者讨论了其价值观之后,引导其描述当下的行为,启发患者的思考:

医生:"您想如何实现您的目标?"

"怎样做才不违背您的生活准则?"

"现在这样做能够体现您的价值观吗?"

"说说看,为了实现您的目标,您是怎么做的。"

"为了实现您的目标,您觉得还需要怎么做?"

"这个行为和您的目标有冲突吗？"

要点总结：

讨论价值观的好处：首先，思想的交流可以增进医患双方的关系，强化工作联盟和相互信任。患者阐述自己的想法和对生活事件的看法，促进医生更深入、多维度、人性化地理解患者。其次，讨论价值观是一种正向的表达。描述自我价值观是患者自我认知、自我肯定的过程。如果患者的价值观和现状之间存在巨大差距，患者在讲述过程中会逐渐意识到"理想的我"和"现实的我"的差距，可以引起患者反思，审视其珍视的价值与当下行为的不协调。患者会思考其内心深处的想法和现实行为的不一致。患者的内省可以帮助患者认识自己内心矛盾的根源，也会对医生的耐心引导有所感悟。

心理学认为人们有强烈的驱动力使自己在表面上，至少在公众面前要表现得言行一致、知行合一。在医生面前，患者说出的语言会主动承诺日后落实到行动上的。全科医生要有耐心，以旁观者的身份陪伴患者，不要急于指出患者的理想和现在的行为之间的差距，而是引导、强化患者反思、表述、承诺。当患者在一个安全的、非评判的气氛中反思自己的价值观和行为时，他们能够心领神会地感知这些差距，从而会改变态度，或改变行为来减少表面的不和谐。

具有吸烟、饮酒、肥胖等高危险因素的慢性病患者多数知道他们自己的问题在哪里，应该怎么做。但是改变不良习惯需要做出努力。人们在改变之初会在内心评估做出改变的代价，如果感觉改变付出的代价超出自己的预期，就会犹豫不决，会试图掩饰、开脱、寻找理由不去做，以减轻内心的矛盾。如果医生当面指出患者思想和行为间分离、言行不一，会让患者感觉到难堪、丢面子；只有患者自己说出来他生活的目标（或者珍视的价值）与当下行为结果的不一致，认识思想和行为间的差距，才有可能意识到行为改变的重要性，从而改变行为，因为任何改变都是自我对质后的自我接纳。医生进行恰当的引导，使患者清晰地认识自己行为、态度和价值观之间不一致，存在差距，意识到需要调整自我行为时，患者就能接纳自己的不足。在自我接纳后才有思想改变，之后则是行为改变。

医生无须与每个需要改变的患者讨论价值观。只有谈话内容涉及患者生活的目标和现实期盼时，恰如其分、熟练地应用ORAS方法，与患者讨论其人生目标，才会令患者在不知不觉中思考，有所感触。医生需要耐心，保持中立心态，对患者展示出充分信任，传递出"你能够做得更好，你能改变目前的困境"的信息。如果医生年资比较浅，面对阅历颇深、见多识广、思维敏捷、有想法的患者时，可以带着好奇心甚至是崇拜、仰视的态度和语气去询问对方的人生观、价值观,往往会有意想不到的效果。

帮助患者找出内心想法和现实行为间的差距,让患者感受到这是他自己认识到、自己发现并且说出来的,才能强化、肯定其正向的价值,启发其潜能。自己说出的善行才会践行。此时患者才从内心做好了改变的准备。全科医生需要做到的是不评判、不指责,以包容的心态陪伴,以熟练的、灵活性的、艺术性的ORAS技能引导。

四、干预技术之八:叙述疗法提高自我效能

1. 叙述医学概述

叙述医学(narrative medicine)属于医学人类学范畴。患者对疾病过程的表述展示了其思维、情绪和性格特征。

叙述疗法是"叙述患病历程疗法",即让患者自由地叙述疾病发生、发展的过程,对自己的影响,自己患病后的感受和对疾病的看法等。全科医生对每个患者的初诊80%依赖于病史,仔细倾听患者叙述非常重要,能够帮助医生在短时间内了解患者的家庭情况、社会地位及其对身体、自我角色、行为的认识和看法,从而更了解患者和疾病。对于患者来说,叙述患病经历使其重温了自己经历的事情,具有自省和治疗的作用;另外,过程远比结果重要,患者通过思考和系统阐明患病历程,增强了自我意识,产生了积极的心理体验、积极的联系,强化了正性的应对方式和策略。

全科医生用ORAS技能引导患者叙述患病历程,对启发患者认识自我、接纳自我、改变自我、提高自我效能具有良好的效果。全科医生应该学习撰写平行病历,即医疗法律文书以外的诊疗活动记录方法,通过记录人文性描述和感悟,总结自己在与患者沟通过程中所遇到阻抗和困难,理解患者的真实想法和遭遇,审视自己在临床实践中对患者的态度、行为、言语内容,体会患者的心路历程。这对深入理解患者、认识人性具有很好的帮助,也能磨炼心性,防止急躁、冒进。

2. 自我效能的概念

自我效能由美国心理学家班杜拉(Albert Bandura)提出。他的《自我效能——控制的实施》一书在1997年出版,对自我效能的问题进行了全面系统的论述。

自我效能(self-efficacy)指个体对自己能力的一种主观感受,而不是能力本身;强调人是行动的动因,强调人的动因作用。自我效能感是人对自己作为动因的能力信念。自我效能是自我系统中起核心作用的动力因素。简单地说,"自我效能感是个体对自己能力的确切信念(或者说是自信心),它能使个人在某个背景下为了成功完成某项特定任务而展现能力调动起必需的动机、认知资源和行动"。

医生可以利用自我效能的作用来启发患者自我效能,帮助患者提高改变的信心。

(1) 自我效能能够影响人们对行为的选择。医生应启发患者的自我效能,培养患者对改变可能性的信念。

医生:"'每个人都是自己健康的责任人。'谈谈您对这句话的理解。"

"有些疾病一旦得了就难以治愈,医生能提供的帮助非常有限,可能还要靠您自己平时注意保养。您知道哪些注意事项?"

"您知道糖尿病具有家族遗传性。您母亲有糖尿病,您准备采用什么方法预防,延缓它发生?"

"您的餐后血糖水平很高。您知道血糖波动不好,您觉得应该怎么做?"

"您血糖控制得好,您在吃、动两平衡方面是怎么做的?"

"您把公司管理得这么好,说说看,能否把管理工作的思想和方法用在管理您的体重上面?"

"既然您每次喝酒后都感觉不好,能否想些什么办法来代替喝酒?"

(2) 自我效能能够影响人们面对困难时的坚持性和努力程度。医生应引导患者调用内部资源,引导他们在行为改变过程中遇到困难时需要想办法解决。

患者可能在生活中的某些领域发展得很好,而在另一些领域则具有低自我效能。医生在与患者沟通的过程中,应敏锐地发现对方自我效能高的方面,将谈话的目的建立在引导患者自认为的优势之上,从而使其增强信心。比如引导患者回忆过去成功的经验、模仿他人成功的经验、想象自己成功的样子等,培养患者的自我效能感,增加患者对成功的向往和体验。

医生:"您曾经也戒过烟,上次有一年时间没有抽烟。是什么原因让您坚持了这么长时间的?那期间遇到和现在相同的困难是怎么解决的?"(强调的是成功戒烟的一年,忽略复吸的因素。)

"您的事业很成功,说说您在工作遇到困难的时候是怎么做的。"(用类比的方式,发挥患者的长处和潜能,提高其自信。)

"提到您的孩子很可爱、很优秀。您是怎么培养他的?给他树立了怎样的形象,灌输了怎样的理念?"(树立正面形象,培养患者积极向上的情感和行为。)

"您说戒烟后体重就增加了。您是怎么做到成功戒烟的?能否用戒烟的方法来控制体重?"(挖掘患者成功戒烟的内在潜质、主观品性。)

"您的表姐很快把体重控制在理想范围内了。她是怎么做到的?您能从她身上获得什么经验?您在哪些方面可以效仿她?"(引导患者模仿他人成功经验,暗示"他人能行,你也可以"。)

"想象一下,如果您减重成功了、体重达标了,您会是什么样子?"(描述成功的样子,预期未来美好的前景。)

"与鼓励您的人在一起,听他们的意见。比如,和不吸烟的朋友一起活动,尝试一下用跳广场舞的方式代替聚会喝酒和抽烟。"(建议、鼓励、引导患者融入或者建立新的生活圈子。)

(3) 自我效能影响人的情绪状态。自我效能感是相信自己,认为自己有信心完成任务,有愉悦的心情去做出改变,是"准备做、愿意做和能做到"的积极态度。医生应引导患者建立自尊,启发他们认识自身的内在力量。医生在交流中发现患者有改变的行为,应及时提供反馈和肯定,尤其对戒烟、戒酒等改变成瘾性行为的患者。因为当嗜烟、嗜酒者减少烟酒摄入数量时,首先需要摆脱身体的不适,同时会和过往的生活圈子减少联系,这对患者来说具有身、心两方面的挑战,身体难受和心理失落感会导致患者情绪波动。此时,家人的关怀和全科医生的帮助能够很好地提高患者的自我效能感,使其坚持行为改变,向积极的方向继续行进。

医生:"体会一下,您现在体重减轻了,走路、运动、上楼是不是比以前轻快多了?"

"吸烟量减少了,咳痰的次数是不是也明显减少了?"

"戒烟了,老伴和孩子是否表示了欢迎的态度?"

"这几天没有喝酒,也没有醉态的感觉了,脑子是不是清醒多了?"

"运动后肌肉酸痛不想动了,但是不是睡眠改善了,心情也不一样了?如果再坚持几天,肌肉酸痛是不是慢慢减轻了?"

"回想一下,生活中除了喝酒外,还有哪些事情也同样能够让您感到很兴奋?"

"找个老朋友,聊聊最近生活中发生的事情。"

当患者对身体变化难以耐受时,医生的语言支持更显得是雪中送炭。恰当的语言可以鼓励患者忍耐和克服目前困难,令患者对变化所带来的未来的良好状态保持坚定信念,鼓励患者"为了自己、为了家人、为了内心真实的自我价值"负责任并做出改变:

医生:"情况总会变好的。那么艰难的日子都熬过来了!"

"戒烟关乎您今后的生活质量。您刚才还说了很多未来打算的。"

"上一层楼就开始气喘了,您意识到这是心脏发出警告了。您不想它进一步恶化,您打算怎么办?"

"您是家中的顶梁柱,如果您的身体出现问题,您考虑过家人要怎么办吗?"

患者在改变中难以耐受的不适来源于身心两方面。来源于身体方面的不适主要是成瘾性物质所造成的,此时医生需要评估患者戒断反应的严重性、对患者的危害,是否需要医疗干预等;来源于心理方面的不适,可能包括孤独、失落、无欲望、睡眠影响等,全科医生除了给予心理支持之外,还要鼓励和引导患者思考原有行为改变后所导致问题的应对方法:

"想想还有什么方法可以解决这个难题?"

"找朋友聊聊、看看电影或者出去旅游一下,建立个新的兴趣爱好?"

"肺气肿会严重影响您的呼吸功能。您也认为戒烟是最重要的,这个过程有点不舒服,我们来讨论一下怎么应对。"

要点总结:

自我效能的发生有时很神秘而不可捉摸,自我效能的作用有时非常神奇,不以人的意志为转移。可能医生努力启发、唤醒患者的自我效能,而患者总是表达着灰心、沮丧、失败、担心和忧虑的情绪,而就在医生都快要丧失耐心,只是倾听其叙述而无力回应的时候,患者却在自说自话中找回了自信,自我解决了问题,达到自我成长。所以全科医生要培养耐心,熟练应用ORAS技术,通过识别矛盾心理、聚焦改变的具体行为、探讨患者价值观,引导患者叙述自我患病的过程,深入了解患者的内心想法,与患者讨论揭示其内心矛盾之处、困惑之处,增强其自我效能。全科医生以开放的心态进入患者内心,接纳患者的所有状态,使患者感受到被理解、被接纳,就会开始反思,改变就有可能发生。

第三节 计划阶段：启发动机，促进改变

当患者在医生面前敞开心扉，讲述自己的故事，谈论自我价值观时，患者的自我意识开始觉醒，心身放松，自我效能会开启，改变的意愿就慢慢萌芽。所以，计划阶段是在医患信任的基础上，经过交流，明确了改变的目标后，讨论下一步具体改变计划的过程。此时患者虽然有改变的意愿、改变的想法，但是这个想法还不是很坚定、还在摇摆不定，行动的目标也不是很明确。不能指望患者出现了语言改变就能够做到行为改变。全科医生机敏地通过患者的语言看出其在矛盾心态的两端徘徊不定，判断患者内心矛盾点，评估患者所处的行为改变的阶段，调整自己的引导和帮助策略。计划阶段是患者有改变的意向，或者处在准备期和行动期阶段。医生采用的具体语言技能包括应对改变性语句和回应改变，应对持续性语句和不合作患者，建议和告知，灌输希望。

一、干预技术之九：应对改变性语句和回应改变

1. 识别出改变性语句

从患者的语言中敏锐地发现和识别改变性语句[包括预备型改变性语句（DARN）和行动型改变性语句（CAT）]是非常重要的。患者的改变性语句逐渐增多，越来越多地述说他们的欲望、能力、理由和需求，并且说出了对未来预期的语句时，就有可能做出改变。如果患者准备好了想要改变，他说话时改变性语句会增加，持续性语句会逐渐减少，有时候会描述未来"如果……，会……"等预设场景。如：

患者："如果我戒酒了，会不会没有朋友了？"[欲望（D）]

"如果我控制了体重，是不是就不用吃降糖药了？"[理由（R）]

"别人都说戒烟难，我不觉得。"[能力（A）]

"最近我一个人带小孩，她妈妈不在家。我基本上没怎么抽烟。"[需要（N）]

医生的重点是不仅要识别出来，而且要记住改变的句子。有时候不要急于打断患者的自言自语或者插话，也不要急于去鼓励和点评。可以根据不同的情

境应用反映性倾听的技能,甚至只是用期待的目光看着对方,鼓励其继续讲下去,或者用简单的反应,重复对方的语言。

医生:"您担心朋友会减少。"

"您想不再吃这么多的降糖药物。"

"您觉得戒烟不难。"

"为了孩子,您能做到不吸烟。"

全科医生应当充分理解患者犹豫不决的心理。在某个问题上反复胶着,语言中充满了疑惑、不确定正是患者矛盾心理的表现。全科医生需要的是耐心、包容的心态和ORAS的语言技巧,以促进患者说出更多的改变性语言,并且从改变语言到做出改变的行动。此时,需要使用以下语言来衔接,推动患者向行为改变前行:

医生:"如果您准备戒酒(烟)了,过去的朋友就不来了。这对您将意味着什么?"(注意:患者回应这句话时会有改变性语句,如准备好应对方法,未来打算等,也可能又回到身心痛苦、坚持不下去等持续性语句的描述,医生的作用是陪伴、识别、鼓励、启发,灵活应用ORAS。)

2. 制订和发展计划

全科医生在使用MIT时需要培养足够耐心,在说话的空当间适当保持沉默,等待对方,给对方留有思考的时间,相信患者知道自己该做的、想做的、能做的事情。如果确定患者准备好了,要不失时机地帮助他们制订改变的计划,启动改变的引擎,此时医生需要说出的关键性的一句话是"下一步怎么做?具体怎么做?"

医生:"那么您打算怎么做?"

"您决定做什么?"

"您想好了怎么做吗?"

"您准备这样做吗?"

"从什么时间开始?"

"达到什么具体目标?"

"您准备给自己多长时间实现这个目标?"

出现改变语句,是改变的迹象。如:

患者:"我想要……"[欲望(D)]

"我能……"[能力(A)]

"我会感觉更好……"[理由(R)]

"我必须……"[需要(N)]

"我计划……"/"我会……"/"我将要……"/"我承诺……"/"我保证（我发誓、我肯定）……"[承诺(C)]

医生要仔细倾听这些句子的字面含义和深层含义，和患者讨论下一步的具体行动计划和目标并列出一个清单，目标和行动过程越具体、越详细越好，包括预先讨论可能出现的阻碍现象、会遇到的困难、遇到阻力时怎样应对，演练具体的语言和行为的应对方法，让患者说出来。

医生："您准备戒烟了，但是您所处的环境没有变化。如果您的朋友给您递烟，而且还说些嘲笑您的话，您会怎么办？"

"您最近一段时间坚持按照食谱进食，血糖控制得很好，体重有所减轻，自己觉得精神也很好。马上到春节了，会有比平常多的好吃的和应酬机会，您有思想准备吗？说来听听。"

3. 支持改变，加强承诺

改变不是一个线性的过程。在行为改变之初，患者为了证明自己"说到做到"能够比较严格地执行自己的计划，控制饮食，减少烟酒，坚持运动。但是在一段时间后，在还没有养成习惯、形成规律前，单调的生活方式往往会使患者感到乏味，缺乏周围同伴的支持也会使其感到孤独，患者就会有所懈怠、有所勉强，没有了初期强烈的决心，患者容易陷入情绪低落、不舒服或者痛苦的纠结中。全科医生应该理解患者行为反复，更要给予对方坚定而有力的支持，培养自己和患者的耐心，共同走过一段低谷时间。

具体策略是可以重新回顾计划，调整方案，给患者信心，增强患者对行为改变的承诺。以生活中美好的希望引导患者重复以前的表明决心的语句（自己说出的话，自己倾向于去执行），多次地重复，增强信心，坚定信念。随着时间的推移，这种承诺的效果逐渐显现。

医生："我们一起来看看当时的计划是怎么安排的，到目前完成了多少，还有什么不足的地方。"

"我们计划在半年内把烟彻底戒除了。现在已经4个月了，您保持着每周吸烟20支左右的记录，也就是说每天不足3支，已经完成了目标。还有什么困惑让您感觉不好？"

"您已经完成了既定目标！半年内减重10千克，现在看上去精神多了。您谈谈还有什么任务没有完成，需要我帮您做些什么？"

4. 创造机会，引导自我叙述

开放式提问，引导患者回顾自己的生活历程，利用叙述疗法提高患者的自我效能（见"干预技术之八：叙述疗法提高自我效能"），塑造力量（自我效能），灌输希望（见"干预技术之十二：灌输希望"）。

二、干预技术之十：应对持续性语句和不合作患者

1. 应对持续语句

不愿意改变的患者对自己行为方式的危害性实际上是心知肚明的，但是危险因素对身体和慢性病的影响是长期的、缓慢的、潜隐的，不是即刻的、迫在眉睫的危险，多数人不会为未来不确定的健康问题付出今天的努力。临床上常有患者在被告知需要戒烟时回答"我知道吸烟有害，但是戒烟更困难。除非你告诉我已经得了肺癌，我才能立刻戒烟"。而且改变已有的生活习惯需要克服既往的行为惯性和已经形成的惰性，打破墨守成规的生活需要付出努力。患者在与医生交流时，会为自我行为寻找各种理由开脱、辩解，患者由于其不良行为，既往也承受了很多负面评价和他人的教育、指责，此时如果医生仍然以同样的方式去教育他，患者则会内心不耐烦、不满和回避。如：

患者："我现在是上有老、下有小，白天还上班。压力这么大，哪里有时间运动？我这点胖算什么？如果再控制饮食就没有精力和体力应付工作了，'管住嘴、迈开腿'这句话不适合我。"

面对这样的患者，全科医生首先需要反思自己在接诊之初对患者的态度，以及语言是否恰当；是否对患者已有冒犯，或者在结盟阶段对患者没有进行全面了解，没有建立牢固的信任关系；是否在聚焦阶段没有和患者认真讨论患者关心的健康问题，没有理解患者内心的真实想法和矛盾心理的两端。此时医生需要调整情绪、调整策略，以更加开放的胸怀、更加平和的语言应对。使用 ORAS 技术是动机干预技术行之有效的技能。

医生："您能具体描述一下您所说的'压力'吗？"（O）

"您觉得'胖'到什么程度是不能接受的？"（O）

"您认为您的'胖'对您身体没有影响。"（R）

"压力越大，您吃得越多。"（R）

"您感到压力越大，越不想运动。"（R）

"您的健康对于您和您的家庭来说都很重要。"（A）

"您是家里的顶梁柱,您的家庭责任感很强。"(A)

"您承担了很多家庭责任。"(A)

"您觉得需要多吃点,增强体质,好应对压力。"(S)

"总体来说,您认为目前状况良好,所谓'管住嘴、迈开腿'的健康宣传不适合您。"(S)

又如:

患者:"我不想戒烟,我现在什么不舒服的感觉也没有,我生活上还是很注意的。我买的烟都是高品质的,含尼古丁很少。我过去也戒过烟,不吸烟的感觉更难受,而且再吸烟后抽得更多、烟瘾更大,所以我不再想戒烟。你看××……,他们都吸烟,不是也活到八九十岁吗?"

医生:"您认为吸烟对您的身体健康没有影响吗?"(O)

"上次戒烟是什么原因?戒了多长时间?"(O)

"您戒烟后的身体不舒服反应很明显,觉得戒烟更难受。"(R)

"您知道吸烟的危害,曾经也下决心戒过烟。"(R)

"您对自己身体状况比较了解,而且非常注意保健。"(A)

"您知道烟草中的尼古丁对身体危害很大。"(A)

"您曾经想戒烟,但是戒烟改变了以往的生活习惯,您的身体有不适感,您没有做好应对,所以担心再次戒烟有同样的症状出现。"(S)

"您清楚地知道戒烟和不戒烟的好处和坏处。既往的经历让您认为目前还不适合戒烟,但您也想方设法减少吸烟对身体的危害。"(S)

再如:

患者:"我吃'思诺思'是因为失恋了睡不着,吃点助眠药物是为了很好地睡觉,这样心情也会好些。但是吸烟却是从很久前就开始了,我也知道吸烟让人兴奋、影响睡眠,但是戒烟比戒药更困难。"

医生:"您觉得减少服用安眠药要容易些吗?"(O)

"您想过怎么协调您的吃安眠药和吸烟的关系吗?"(O)

"您知道吸烟让人兴奋,助眠药让人抑制,两者具有相反的作用。如果要减少的话,减少安眠药物对您来说要容易些。"(R)

"您认为服用安眠药是暂时的事情。"(R)

"您清楚地知道这两种物质(药物和烟草)对您身体的不利影响。"(A)

"您从很年轻的时候就开始吸烟了,也知道戒烟是很困难的事情;现

在失恋了导致睡眠不好,也知道不能长期服用安眠药。可是这两种物质都让您觉得难以舍弃。"(S)

对明确表达不想改变现有行为的患者,不要急于去帮助其改变,而是建立合作关系,从患者的日常生活起居入手,谈论其健康对生活、工作、个人兴趣等方面的影响,以及行为和健康之间的关系;尝试从患者的生活目标出发,从渴望(D)、能力(A)、理由(R)、需要(N)角度去引导患者审视自己的生活,灵活使用ORAS,尤其是开放式提问(O)和反映性倾听(R)这两种最基本的谈话方式。医生可以仅仅使用开放式提问(O)和反映性倾听(R)来引导患者谈论自己的DARN。当然,一句话使用问句或陈述句表达,含义不同;表述过程中所使用的语气、语调的变化也展示了医生的关注点不同。全科医生在与患者交流的过程中,要保持对患者仔细观察,根据患者的反应及时修正自己的语言和态度。

患者:"我喜欢玩游戏给我带来的感觉,我很兴奋。"

医生:"玩游戏给您带来享受的感觉?"(O)

"玩游戏给您带来享受的感觉。"(R)

"您想一直玩下去?"(O)

"您想一直玩下去。"(R)

"您觉得玩游戏给您带来了很多好处?"(O)

"您觉得玩游戏给您带来了很多好处。"(R)

"除了游戏您对其他什么都不感兴趣,这是您希望(喜欢)的样子?"(O)

"除了游戏您对其他什么都不感兴趣,这是您希望(喜欢)的样子。"(R)

"您觉得家人对您是怎么想的?"(O)

"您想过您家人对您怎么想。"(R)

启发渴望(D):

患者:"得了糖尿病真麻烦,这个不能吃、那个不能吃,还要每天打针、吃药,血糖还控制不好。"

医生:"您希望事情怎么改变?"(O)

"为什么不喜欢现在的状态?您希望是什么状态?"(O)

"您想过用什么方法达到对血糖的理想控制?"(O)

"您希望您的体重是多少(D)?您想如何达到目标(O)?"

"您知道得了糖尿病是很麻烦的事情,给生活带来了很多不方便。"(R)

"严格控制血糖不仅仅是吃药打针这么简单,还要做到饮食和运动等方面的严格管理,这是您过去没有想到的。"(R)

"糖尿病是终身性疾病,难以治愈,这让您感到烦恼。"(R)

启发能力(A):

医生:"您怎么做到减少吸烟呢?"(O)

"您有什么办法可以远离让您喝酒的场合?"(O)

"您打算采取怎样的措施去抵挡零食的诱惑呢?"(O)

"您特别想抽烟,可是您又想控制,您会怎么做?"(O)

患者:"我能够管好自己,我想戒烟时自然会戒烟的。"

医生:"说说看您(想)怎样管理自己的健康。"(O)

"您的能力能够使您做好自己想做的事情。"(R)

"您对自己很自信。"(A)

"您对自己很了解,您也很注重自己的健康,知道吸烟有害,但是目前您还没有考虑要减少吸烟的数量或者戒烟。"(S)

启发理由(R),尤其是特定理由:

患者:"吸烟能够帮助我放松。"

医生:"这种放松的感觉在其他什么时间有吗?"(O)

"运动的时候心情如何?"(O)

"如果和不吸烟的朋友在一起(R),您是怎么控制住不吸烟的呢(O)?"

"说出您认为戒烟(减重、戒酒、早睡)的三个好处。"(O)

"熬夜的影响是什么?"(O)

直接询问矛盾心态:

医生:"您从小喝水就喝可乐,已经习惯了这个口味和能量供应;您也清楚地知道含糖饮料与您现在体重超标、血糖异常有关;您想改变,可是又不习惯喝白开水。您怎么调节习惯和体重的关系,准备怎么办?"

2. 面对僵持时的方法

改变是患者自己的改变,这是医生需要谨记的内容。医生要以中立的、包容的心态看待患者。当患者出现持续性语言,尤其表现出不合作、不友好的负性态度时,全科医生需要敏锐地观察到,探索和理解患者非语言和语言信息蕴含的意思,表达自己真诚接纳的态度。语言的应对可以是多方面的,要反复强调患者有决定自我改变与否的权利:

(1) 强调自主性

患者:"我真的不喜欢被人劝做什么。"

医生:"当然,没有人能让您做什么,这是您自己的选择。"

"希望您戒烟(运动、减重),是考虑到您的身体状况。并不强迫您做什么,做什么都取决您自己。"

"如果您觉得对您有利,无论您做出什么样的选择,这都是您自己的决定。"

(2) 重新释义

患者:"我不知道我是否能够做到。"

医生:"坚持做运动(早睡早起)对您来说是一个很大的挑战。"

"知易行难,多数人都会在行动过程中遇到困难。慢慢来不着急。"

患者:"现在我抽烟还是减少很多了,很多场所都禁止吸烟。"

医生:"您还是很遵守规则的。"

"公共场所禁烟也是为了大家的健康。"

(3) 同意中带有转折

患者:"我不能想象我不吸烟了,这是我生活的一部分。"

医生:"您觉得如果那样,就不是您了。而且您也不在乎它的后果。"

"并不是要求您马上戒烟。我们只是讨论吸烟与您身体状况间的关系。"

(4) 以退为进

对一直表述持续性语言的患者,医生需要试图听出其不想改变的主要原因,在有限的时间内努力去了解和理解患者想要什么,探索对方本身的目标和对未来的希望。而后询问现状的好处和坏处,询问现状对未来目标和希望的影响。

患者:"我不认为戒烟是困难的事情。这只是个习惯问题,我不想改变我的习惯。"

医生:"习惯成自然,一个人的习惯是比较难改变的。"

"您觉得吸烟是个好的习惯还是不良习惯呢?"

"您觉得吸烟的习惯对您的慢性咳嗽有影响吗? 是好的影响还是不好的影响?"

"您能承受的最坏的结果是什么?"

"您今天来找我的最主要目的是什么?"

患者:"我忙于挣钱,没有时间去锻炼。我想至少要等到财务自主才有资格和能力谈锻炼。"

医生:"您为什么要把挣钱和运动对立起来?"

"您认为目前的财务情况和您的期望值有多大差距?"

"您现在的身体情况对达到您财务自由的目标是有帮助,还是有阻碍?"

"您觉得怎样的人才是'有资格和有能力'的人?"

(5)避免问不恰当的问题

这样的问题具有当面对质的特点。面质只能导致患者感到羞愧,增加自我辩解,导致其持续性语句增加。

患者:"我很听医生的话,都在坚持吃药,但是血压还是降不下来。"

医生:"可是您还没有戒烟。"

"您的体重一点儿也没有减轻。"

"您是在吃药,但是都不按时。"

　　…………

3. 应对不和谐

医患双方都可能造成交流不顺畅,患者不合作,医生没办法的局面。双方的言行、态度都可能导致双方关系不和谐,出现下列语言则表示双方关系有不和谐的迹象。

(1)患者方面的因素

如果患者感觉到没有受到应有的尊重、理解,或者对医生谈话的语气、内容不感兴趣,甚至感觉到被冒犯了,就会从非语言信息中或者直接从语言中表现出不合作、辩解、反驳、防卫的态度。或者医生在早期结盟阶段没有充分表现出接纳,导致患者对医生的信任度不高,当医生的语言带有责备、指责、教育、命令等语气时,患者会有内心的抗拒,出现防卫性语言,认为"我没有问题,但是你在教育我""我自己知道,不需要你讲"。全科医生要及时发现患者所表达的隐含的意思,在医患联盟不稳固的阶段不轻易使用面质性语言。如果没有信任的基础,面质语言越多,患者行为改变越少;相反,医生对患者倾听和支持性语言越多,患者行为改变的机会则越多。医生需要时刻警醒,保持中立原则。即使经验丰富、资深的医生也要清晰地认识到,专业知识丰富对行为改变的患者帮助不大,而秉持尊重患者、理解患者、平易近人的态度,才是具有影响患者的人格魅力的表现。如：

> 患者："你反复唠叨，什么'戒烟、戒酒、少吃多动、早睡早起'，我都听腻了。我又不是小孩子。"

或者摆出迎战架势，言语中直接表现出火药味：

"你是谁？要告诉我做什么？"

"我看你还年轻，不想和你解释。"

"说话要看看对象，这些道理我不懂吗？"

"减重减重，没有那么容易，你给我做试试看！"

或者打断医生的话语：

"你又不是我，你哪里懂？"

"你根本不关心我，你怎么知道我不想改变？"

或者交流不主动、不投入，心不在焉，答非所问，肢体语言呈现远离、拒绝、回避、不耐烦等，这些都表示医患之间沟通不和谐。

(2) 医生方面的因素

医生引起不和谐的主要原因是医生自己不在状态、心情不佳、烦躁、有心事、注意力不集中或者以自我为中心等。MIT强调的是帮助者要秉持"合作、接纳、真诚、启发"的原则。虽然医生掌握着谈话的主动权，但是话题的内容永远要以患者为中心，话题要聚焦在患者身上，是患者对"行为与其健康"认识的讨论。医生需要及时觉察出医患之间不和谐的局面，主动反思，从自身寻找原因。如果医生有说服患者、把患者作为改造对象，在谈话中占上风的心态，对患者的竞争意识超过合作意识，就会在语言和态度中表现出傲慢、自我中心，或者对患者缺乏耐心、缺乏洞察力，在语言中出现批评、指示、轻慢、忽视或者指责等表述。出现不和谐语言时又会影响情绪，导致医生忘记了作为医生的目标和责任，难以认真思考，失去了选择恰当的语言化解不和谐局面的能力。

(3) 应对不和谐方法

如果医生发现医患间出现了不和谐的语言迹象，应该及时思考其中的原因。如果是因为自己内心急迫，语言冒进；或者确定是因为对方没有做好改变的准备，语言中有不想改变的托词，需要调整策略。如果遇到不合作的患者、明确表达不满和挑衅的患者，医生则需要更加智慧，保持沉默和耐心，或者直接致歉以化解不和谐场面。如：

医生："对不起，可能有些误会。"

"刚才我错误地理解了您的意思了。"

"我刚才表述得有问题。"

或者用其他技术如反映性倾听(R)、肯定(A)、摘要和释义(S),或者转移谈话的焦点等:

患者:"我自己能做好,不用你管。"

医生:"我没有管您的意思,我只是想帮助您。"

"您很有主见,您有自主权决定该做什么。"

"您自己知道该做什么。我只是提醒一下。"

"我不是要管您,我只是关心您。"

要点总结:

建立医患之间工作联盟的基础是相互信任。在患者没有抗拒的基础上去探索现实,使患者看清事实并接受,才有可能改变。医生要传递的是真诚提供帮助的态度。但是改变是患者的改变,是患者认识到自己内心的真实需要而发自内心的改变。动机干预技术是提升患者的自我觉知,引导患者发现自己的问题,而不是由医生通过面质的方式直接指出患者的问题。如果患者一直持否定、拒绝、不能、不想等抗拒的态度,表述持续性语句,表明患者还没有为行为改变做好准备。此时需要重新评估,重新调整策略,通过 ORAS 方法启发患者 DARN。

三、干预技术之十一:建议和告知

建议和告知是临床医生经常对患者使用的语言,传递的是医生认为对方应该做的事情,推荐去做。建议越强烈,越具有权威性;建议的内容越具有正确性和不可辩驳性,医生给出建议时的态度越坚定。但是,需要注意的是,行为干预中建议越权威、越直接,越容易引发对方的逆反心理,陷入"建议—拒绝"的无效谈话循环。

因此医生给出建议,也需要掌握时机。医学专业内容可能是给出建议的优先选择,但是如果涉及患者生活方式的改变,给出建议还是需要使用 MIT 的引导风格;或者患者主动询问,希望获得医生建议时,不失时机地给予恰当的建议。医生在告知和给出建议时要注意:

首先,在结盟阶段已建立了医患信任关系。建议是否有效的关键,在于建立相互信任而密切的医患关系。牢固的信任作为基础,医生的建议才有可能起作用。

其次，在交谈的过程中出现了适宜给出建议的情境，如患者表现出渴望、期待，或者表现出无奈、不知所措等动作、表情或语言，或者以明确的语言表达出希望得到建议，如"我想听听你的想法""你觉得我该怎么办？""遇到这种情况，我该怎么办？"等，此时全科医生应该给予相应的建议。

不合时宜地给予建议（如打断患者的讲述，直截了当地给出医生认为"正确和应该"的内容）往往是事倍功半甚至徒劳无益的。如果医生发现交流中患者心不在焉、目光犹疑、做出被动或防御的姿态，或者转移话题、左顾右盼，或者解释说以前相同的建议都不管用，说明医生的建议不合时宜。

再次，在某些情况下，有时候虽然患者没有主动提出希望得到建议，但医生觉得适合提出建议，或者在引导患者谈话的过程中出现了适合给出建议的场景或者氛围，此时医生可以主动出击，直接征求患者同意后给出建议。如：

医生："您刚才说了这么多，我感觉到您还是不明白这个疾病对您的长期潜在影响。您愿意听我给您讲解一下，看看大多数人是怎么做的吗？"

"您认为自己还很年轻，未来是否真有危害不能肯定，所以您对是否改变现状很是犹豫不决。我能不能说说我的看法？"

从次，即便患者同意医生的建议，在给出告知和建议时也应该强调患者具有自主决定权，是否听取、是否采纳医生的建议完全取决于患者本人。

医生："减重的方法很多，选用哪种最适合您，取决于您自己。您可以根据自己的喜好、便利程度选择合适的方法，我可以提供通常的方法帮助您选择。"

"这个不是我告诉您应该做什么，而是多数情况下其他人都做到的事情。"

"根据目前医学的发展看，大量证据说明您的情况这样做比较适合。"

"理论上说，选择这种方法比较科学。如果您愿意，可以尝试一下。"

最后，医生为了避免提出的建议被患者很快拒绝，可以提供一个选择的清单，供患者思考。当患者出现急迫性语言"如果你是我，你会怎么做？""你就不能告诉我该做什么吗？"时，医生最好不要，也不能直截了当、毫不避讳地和盘托出自己的想法，告诉患者"您应该……"；而是要采取迂回战术，列出清单，给出需要改变的几个选项，由患者自主选择优先、重要、最容易采取的策略。这样的交流方法更符合动机干预的引导风格。

在动机干预的进程中，虽然医生是谈话的主导者，但整体谈话的风格是以患者为中心的。医患关系的语言走向就像放风筝一样,医生手中有根细线牵引着患者慢慢走向患者应该去的地方。手中线牵拉太紧,阻力很大,容易断裂;牵拉太松散,风筝会挣脱,或者被手中线拖拽而伤害了牵线的人。所以引导的风格、适中的语言力度、恰到好处的建议和告知是全科医生在对患者充分了解、不断磨合的情况下获得的效果。如果医生有"我若没有告诉他该怎么办,那么要我干什么?"或者"如果我不告诉他该做什么,他不知道该怎么做"或者"如果我告诉他该怎么做,他遵照我说的去做是应该的"这样的想法,只能说明医生还没有理解动机干预的精神,没有掌握 MIT 的精髓。

要点总结:

对具有健康危险因素的患者,给出有关生活方式的建议和告知是在了解患者的内心困境、站在对方的角度并考虑对方需求的基础上提供的。无论提供什么建议和告知何种内容,对方都有同意与否、听从与否、实施与否的权力。如果谈话风格变成"患者问,医生答",那么医生就偏离了 MIT 方向。互联网时代,各种健康信息层出不穷。医生需要根据患者所知道的信息或者所相信的知识,谨慎地、选择合适的时机给出建议,而不是从专业的角度出发一味地否认患者、纠正患者,强行给予患者建议。越是强势地给予权威的建议,越容易将谈话带入"建议—拒绝(辩解)"的循环。MIT 的精神是由医生唤起患者的智慧,自主寻求解决自身问题的方案,而不是由医生直接提供方案。在征询患者许可的情况下,或者在患者问询之下,给予适当的建议,提供包含多种选项的选择清单,强调患者的自主性,是事半功倍的方法。

四、干预技术之十二:灌输希望

灌输希望是全科医生以积极的心态,对慢性病患者的健康危险因素表达包容;以语言的技能启发患者自身潜能,鼓励患者自我认知、自我改变;同时以正向的、引领性的形象给患者树立榜样的过程。灌输希望和讨论价值观一样,不需要慷慨激昂的语言,或者一脸严肃、一本正经地说教。只要掌握恰当的语言和理论,就可以在不经意间以润物无声的方式滴水漫灌。熟悉和掌握下列基本概念和其中的精神,并在谈话的实践中应用,是积极心理干预的集中体现。

1. 希望理论简介

希望是以目标为导向的思想,具有实现目标的途径和动机。简单地说,希望就是预先设定一个目标,想办法(动机)去实现这个目标(途径)。当医生与患者之间谈到其人生价值观后,可以具体化地询问其生活的目标是什么,根据其描述的生活目标,引导其选择合理、恰当的方法去实现这个目标。

希望是情感性认知。从情感的角度看,希望被个体预想的积极情感与消极情感之间的差异所左右,即:预想积极情感大于消极情感,则个体产生希望,差异越大希望越大;预想的消极情感大于积极情感,则产生相反的情绪,出现失望,差异越大失望越大;如果两者持平,则不产生希望。从认知角度看,希望是个体的预期与背后的愿望之间的联系,是一种调节力量。

2. 行为改变的困难性

我们每个人的行为是在成长过程中慢慢养成的习惯性动作。行为的形成是由人的认知所致。所谓大脑产生观念,观念引导行为,行为产生结果,结果改变大脑。所以思维导致情绪,情绪影响行为,行为反映人的个性性格特征。好的行为习惯对健康有促进作用,不良的行为习惯对健康有害。人的行为一旦形成了习惯,往往对自我具有很大宽容性,不会轻易违拗自我的内心,主动改变行为,所以行为改变对于任何人都是困难的。如果经过理性思考认为必须改变某种行为习惯,人们通常会痛下决心,设立改变的目标。但是在改变的过程中遇到困难、阻碍或者枯燥难耐时,人们又很容易选择放弃,不能坚持下去,并且为了不让自己内心感到不安,会编造多种理由为自己辩解和开脱,以自圆其说;过后又会有理智的声音告诉他们自己这样不妥,羞愧于自己半途而废,人们又会从头再来一轮新的行为改变的尝试。所以很多人都在这样的循环中反复尝试,改变、失败、再改变、再失败。

因此,关于改变的话题,医生的谈话技巧首先不是单刀直入地告之,而是可以从限制性目标(即"不能做什么")转向自主性目标(如"要做什么、能做什么")。这种谈话策略使得听的人感受到改变是自我决定、自我尊重的结果。如:

医生:"我们先讨论一下,不要着急马上戒除,看能不能先减少吸烟的根数(次数)。"

"您已经打算不再玩游戏了,首先您能做些什么?"

"能不能先减少晚餐的数量,或者做到晚饭后到睡觉前不再吃零食?"

"能不能先试一试每天上午和下午各做20分钟的体操?"

3. 运用合理的归因方式

人们做事成功或失败的解释,有乐观的和悲观的两种归因方式。韦纳将归因维度分为三个,即内外维度、可控性维度和可变性维度。当人们把失败的原因归为内在的、可控的、可变性的因素时,就需要自我调整,努力改变;当人们把失败的原因归为外在的、不可控的、不可变的因素时,就会抱怨环境,放弃自己的努力。由此引出乐观的和悲观的两种归因方式。

乐观的归因方式:把好事归因于内部的、稳定的、普遍的因素,把坏事归因于外部的、不稳定的、具体的因素。成功了归因于自己的内在品质,引以为豪;不成功则认为是环境不给力,不是自己的错。

反之,悲观的归因方式:把好事归因于外部的、不稳定的、具体的因素,把坏事归因于内部的、稳定的、普遍的因素。如果成功了,总认为是遇到了好运气,是偶然的;不成功则是自己能力不足、天资不够等。

在谈论希望时医生应尽可能引导患者采用乐观的归因方式,调动患者内在的主观积极性,启发患者的渴望(D)、能力(A)、理由(R)、需求(N);开放式提问询问,引导出反映患者自信的语言;肯定患者的优势和能力;摘要患者对改变时感知的乐观理由。在与患者的交流中引导患者自我审视,勾勒出他自己希望的理想人生状态:满意过去的生活,感受现在的快乐,满怀希望的面向将来。

医生:"这次戒烟(戒酒、减重)成功了,您觉得根本原因是什么?"(O)

"您坚持每天锻炼的动力是什么?"(O)

"如果想做出改变,您想改变什么?"(O)

"您对现在的(身体、精神、生活、工作等)状态感到满意。"(R)

"您能坚持运动,而且有不错的成效(A),说明您已经下定决心了(R)。"

"您已经做好了应对目前问题的准备。"(R)

"看得出,您已经想好了完成目标的步骤。"(A)

"您的计划安排比较切合您的实际情况。"(A)

4. 激发心理资本

心理资本:个体在成长和发展过程中表现出的一种积极心理状态。每个人都需要自我激励,或者在他人的帮助和引导下增强心理资本,达到或者实现自己的目标。一个人的心理资本可以表现为自信、乐观、希望和韧性。医生可以通过询问、评估患者,了解其心理品质,进行相应的语言干预提升,激发患者自身的心理资本,这是灌输希望的微妙举措。

自信:指在面对充满挑战的工作时有信心、自我效能高。这样的人能面对挑战,并能付出必要的努力获得成功。

乐观：对现在和将来的功能有积极的归因(见归因方式)。

希望：内心对目标锲而不舍的渴望。为了取得成功,在必要时能够调整实现目标的途径。

韧性：当身处逆境和困扰时,能够持之以恒、迅速复原并超越,以取得成功。

提高患者心理资本的探讨方法：

医生："您对体重管理有什么近期目标或者远期目标吗？"

"您准备怎样实现这个目标？有什么有利的因素帮助您实现？"

"您的工作目标很明确,那么您的身体状况怎样助力您的想法？"

"您需要做些什么来保持您现在的精神状态？"

"您想'回到原来的样子',是指什么？是身体苗条、精力充沛吗？"

"如果您不再喝太多酒,您的肝功能是不是就会好转？您的气色是不是也会改变,精神状态也会不一样？"

灌输希望的语言：

"您觉得应该怎么样开始比较好？"

"如果遇到××困难,您会怎么办？"

"基于您对自己的了解,您觉得采取什么样的方法才能成功？"

"如果您准备去运动了,您有多少信心坚持下去？"

(1) 比例尺的应用(见图5-1)

假如手中有把尺子,上有数字0~10,如果以0代表没有信心,而10代表非常有信心,询问患者改变的信心是什么数字、相信自己改变成功的数字是什么。如果患者说出了一个较小的数字(如2),就接着询问：

"怎样才能把您的信心提高到×(较大的数字,如3或者4)？"

(2) 提高患者希望的方法

与患者讨论生活的目标,提高其在实现这些目标过程中的积极情感,激发其内心实现目标的欲望,可以提高患者的希望；在讨论提高希望的方法时,需要具体化指导,如从小事情做起,逐渐进步。比如：

① 肯定患者的优势和能力

医生："看得出您很乐观。"

"您对这个问题已经思考了很多,也很周全。"

"您在3个月内减重10斤,看起来状态好多了。"

"您已经做到早上起床后不吸烟,也逐渐延长了吸烟的间隔。"

② 回顾患者过去的成功

医生："您谈到您生活中遇到的困难。您是怎么克服？怎么坚持的？"

"您在工作（生意、生活）中安排得很好。您是怎么做到的？说说看您有什么经验，或者您有哪些优势。"

"作为3个孩子的父亲，您给他们树立了怎样的一个形象？"

③ 假想思考：假定患者具有智慧、洞察力和创意来解决自己的问题，医生只是去将这些能力挖掘出来。

医生："等您完全康复了，回过头来看，促进您恢复的根本原因是什么？您采取了哪些最有效的办法，使得您身体恢复得这么快？"

"您说吸烟主要是环境影响。假如您在一个严格控烟的环境工作，您会怎么办？"

"您朋友多、聚会多、喝酒多。您认为是什么品质让大家都聚拢在您周围？"

5. 评估患者对改变的重要性和信心的认识

如果患者想改变了，首先他认为改变很重要（这件事情对患者很重要），同时他还认为自己能够改变（患者自己对改变有信心，有自我效能）。重要性和自信心的关系见图2-2。

		重要性	
		高	低
信心	高	1	2
	低	3	4

图 2-2　重要性和信心的权重

如果患者说："戒烟对我来说真的很重要，但是我就是做不到。"表明患者自信心不足，如图2-2中3。此时需要与患者讨论的主要内容是自我效能，激发其自信。具体方法：交谈中及时发现和肯定患者的优势，探讨患者的优秀品质，引导患者回顾过去成功的经验和经历；或者就现实性困难进行头脑风暴，寻找方法；或者就患者认为的"失败"进行重新释义等，使用信心尺。

患者："我想戒烟我就能戒，但是现在我一点不好的感觉都没有，我为什么要戒烟呢？"说明患者对戒烟的重要性认识不足，如图2-2中2。此时谈话的重点应该围绕戒烟的重要性，讨论有关烟草危害的内容。

医生:"您说的吸烟不好的感觉是什么?"(O)

"只有烟草对您身体伤害明显了您才会戒烟。"(R)

如果出现图 2-2 中 1 的情况,患者既认为改变重要,又有信心改变,可以直接使用干预技术之九——应对改变性语句和回应改变,讨论下一步的改变计划、实施过程中的困难,督促和陪伴患者改变。

如果遇到图 2-2 中 4 的情况,患者对改变的重要性和改变的信心都不足,如:

患者:"我们家都是胖子,我的几个玩伴也都很胖,大家都在一起吃吃喝喝,打游戏很快乐。我很享受这样的生活。虽然你们都说我要减肥,我只不过上楼或者走路快了有些喘,平时还好,没有你们说的那么严重。而且我过去曾经想减肥的,太难了,太痛苦了,我不想再尝试了。"

此时要和患者交流,应用核心的 ORAS 技术,重新和患者建立合作联盟,从健康问题出发讨论患者的现状、目标,重新了解其内心的困境、改变的想法,就患者改变的问题进行重新聚焦。全科医生的耐心和真诚、包容和接纳,展示出极大的同理心,也即对患者的共情(empathy)状态。全科医生以机敏的观察提升洞察和感知患者情绪反应的能力,了解和理解患者的看法、情绪、行为,并以与之相匹配的方式进行交流,从而为患者点燃希望的种子,提高患者自我效能以及改善健康的信心。

要点总结:

人的最大优势是对未来的想象。灌输希望,有如在患者前方点亮一盏灯,引导患者自己走向光明。全科医生对慢性病患者健康危险因素进行干预,需要在有限的时间内快速和准确地了解患者想要什么,探索患者本身的目标和对未来的希望,理解人性中习惯的惰性、行为改变的难度,引导合理而乐观的归因方式,激发患者的乐观、自信、希望和充满韧性的心理资本,在患者表现出改变的愿望和信心时恰到好处地制订和发展计划,促进其改变。

第三章

学习动机干预技术的要点

第一节 掌握沟通基本技能

全科医生要做到"首诊接触,赢得信任;评估患者,诊断病情;充分沟通,选择措施"需要不断提升自我效能、专业素养、诊断能力和沟通能力。而沟通能力是需要不断思考、努力实践的临床技能。医患沟通(doctor-patient communication)是医患关系的基础,是提高医务人员知识和技能的需要,也是医务人员医德水平的体现。世界医学教育联合会《福冈宣言》中指出:所有医生必须学会交流和处理人际关系的技能。缺少共鸣(同情)应当看作技术不够,是无能的表现。良好的医患沟通不仅能够帮助患者减轻病痛,而且能够起到传播健康知识、进行健康教育的作用,还能够帮助患者掌握健康生活方式的技能,促进居民健康。

一、医患沟通的目的

医生通过询问病史,了解疾病发生、发展、演变的过程,反馈疾病的诊断和治疗方案,传播健康知识,帮助患者了解健康相关问题;在诊疗过程中,表达对患者病痛的同情、关心、理解,从而与患者建立相互信任和合作的关系;帮助患者解除病痛,改善健康,消除疑虑,适时进行健康教育。这些诊疗内容都是医患沟通的目的。

二、影响沟通的因素

患者、医生、健康问题以及沟通时所在的环境,都可以影响沟通的效果。全科医生所服务的人群是所有居民。患者的性别、年龄、文化程度、职业、对健康和疾病的认识、对自己的关注度、就医时的心境、既往就医体验、对疾病后果的担忧以及疾病所致的身体难受程度等,都会影响患者与医生交流的内容和态度。而医生个人生活背景、个性特征、对患者疾病病情的了解程度,谈话时医生的身体、心理状态,还有时间和环境因素等,也会直接或者间接影响沟通的效果。

沟通是同伴间的互动,是医生、患者和健康问题交融的过程。医生具有主导权,如果医生以摔跤的心态把患者作为对手,沟通就会出现障碍。

三、评估先于沟通

评估患者就是判断患者是什么样的人。在短时间内准确判断患者是怎样的人是有难度的。全科医生要学会观察,掌握"三只眼"的观察方式:用"显微镜"看患者的身体,判断其生理功能和病理改变;用"肉眼"看患者心理,判断其正常(常态)和异常(变态:精神病性)心理移行;用"望远镜"看患者社会背景,由个体(性别、年龄、体态)延伸到家庭(家庭角色、家庭地位、家庭生命周期),再拓展至社会(职业角色、社会地位、社会身份)等。判估完整的人,评估患者就诊的真正需求而有目的的沟通。

四、沟通的内容

医患沟通内容包括询问病史、告知病情、讨论治疗。健康教育是全科医生的基本能力,动机干预是特殊的沟通形式。掌握动机干预技术对全科医生的知识水平、观察能力、语言应用,以及对人际互动的敏感性都有比较高的要求。

在以疾病为中心的专科医疗工作中,医师时间紧迫,询问病史时多数采用封闭式提问(医生问,患者答),能够快速获取患者疾病信息,对诊断和治疗有比较大的帮助,但是患者就医体验不佳,对患者的健康教育不可能很好地完成。

动机干预技术是通过建立相互信任的医患关系,在全科医生的帮助和指导下,由患者认识自己、改变自己、促进自己健康的过程。健康的主要决定因素60%源于人们的生活方式,也就是日常行为。美国心脏协会(AHA)经过长期研究发现,有大量临床证据显示影响心血管健康的八个基本因素是健康饮食、参与适量体育活动、避免尼古丁(其他毒品)、保持健康的睡眠、保持健康体重、保持健康的血脂、保持血糖和保持血压水平。只有做到这八点,才能保持生命健康。全科医生承担居民健康"守门人"的责任,要用引导性语言帮助患者,让其理解"自己是自身健康责任人"的真正内涵。

第二节 学习动机干预技术的经验

一、动机干预技术的主要风格

威廉·米勒在《动机式访谈法：帮助人们改变》中介绍了动机式访谈的（MI）三种谈话风格：指示风格、引导风格、跟随风格。强调MI以引导风格为主，其他两种谈话风格可以根据谈话内容、双方互动关系使用。

而在医患关系之下，指示风格是医生惯常使用的，即医生给予信息、患者接受相应信息的情形，表现为告知、建议、教育；医生占据主导地位，患者多数处于被动接收的地位。如果患者对医生非常信任，使用这种风格能达到很高的效率。另外，对急性病患者，以及在急性疾病的诊疗过程中，也需要医生使用指示的语言风格，争分夺秒，挽救生命；但是对于慢性疾病、心身疾病患者，或者由生活方式引起的慢性疾病患者，疾病的预防、治疗、康复、日常管理都需要患者主动参与，医生的建议、告知和教育对疾病的改善需要建立在患者主动配合和行为实施的基础上。因此，如果患者对医生的信任度低，没有理解自己的主要健康职责，而医生一味地用指示风格沟通方式，容易引起医患关系不和谐，对患者病情恢复并没有很大帮助。

引导风格即医生同样处于主导地位，如领舞者一样把握、引导着谈话的方向，谈话的议题都以患者为中心，围绕着患者的健康问题。医生利用MIT技能启发患者，使其具有更强的自主性，主动思考、主动述说、主动表达行为的愿望。这是动机干预技术的主要风格。

跟随风格即以患者为主导，而医生问少、听多，以陪伴者角色出现，只在患者需要时给予评论、反馈和给出建议。

全科医生需要根据不同患者、不同健康问题、不同场景和气氛，灵活交替应用三种不同的谈话风格，更需要刻苦思考、反复训练、不断改进与提高。

二、核心的干预技术——ORAS

本书总结的十二项动机干预技术，其核心技术是ORAS。在医患双方交流的任何时候都可以使用 ORAS。尤其开放式提问(O)和反映性倾听(R)是 MIT 的根基。在学习 MIT 阶段,要培养耐心,用心倾听,两眼看着患者,恰当地应用自己的非语言信息,表达开放、包容、意愿、诚恳的态度,以点头以及"好!""还有吗?"等短语鼓励患者主动说下去。

每次谈话结束,要反思谈话的内容:计算一下自己反映(R)和开放式提问(O)的次数,最好反映(R)的次数多于提问(O)的次数。威廉·米勒认为当反映的次数是提问的次数的两倍时,对来访者的引导效果最佳。听患者的改变性语句和持续性语句;如果当时没有听出或者没有及时回应,不要紧,记住并标记出来,想好下一次遇到相同的情况应该怎么回复。如果不知道怎么反映,就使用简单反映,重复患者的语言,如果患者表现出积极改善的一面,也思考一下其中的原因。

案例:

全科医生小陈与一位患者曾老师开展对话,用 3 分钟时间干预曾老师的饮食中盐分较多的问题。曾老师患有高血压病,目前在服用降压药,运动、睡眠尚可,体重、体重指数都在正常范围内。小陈在和曾老师交流时发现,曾老师的血压不是很稳定,有波动。曾老师自己知道这是因为食盐摄入量超标,原因是曾老师每顿饭都会吃点咸菜,所以小陈建议其不要吃咸菜。没想到曾老师说:"我就喜欢吃点小菜,而且也很少,不会影响血压。"小陈最近学习了 MIT,想尝试一下使用 MIT 能否对曾老师产生影响,因此改变了单向输出自己观点的做法,应用开放式提问来交流。

小陈:"您现在血压高,吃药了吗?"(O)

患者:"在吃药,但是控制得不理想。他们说我吃盐太多,我觉得不多。"

小陈:"说说看,怎样算吃盐多了?"(O)

患者:"我就是在吃饭的时候吃点小菜,是腌制的。我不觉得咸,但是别人都说咸。"

小陈:"您什么时间吃小菜?每次吃多少?"(O)

患者:"早餐时吃一点,中餐时也会吃一两口,偶尔晚餐也会吃两块。"

小陈:"您知道吃盐多对控制血压不利。"(R)

患者:"这个我知道。"

小陈:"那么您知道您每天吃了多少盐吗?"(O)

患者:"不知道。"

小陈:"您知道正常人应该吃多少盐吗?"(O)

患者:"这个我知道,好像5克或者6克吧。"

小陈:"哦,有研究显示,中国人的平均饮食含盐量较高,为12克左右。就是在日常普通饮食的情况下,12克已经超量了(告知)。您再增加一点小菜、咸菜,您觉得您饮食中的盐含量是否超标?"(O)

患者:"我就是喜欢吃点,我总觉得不多。"

小陈:"您知道引起高血压病的还有哪些因素吗?遗传因素您有吗?您父母有高血压病吗?"(O)

患者:"有的。"

小陈:"还有压力对血压也有很多影响。您感觉平常压力大吗?"(O)

患者:"压力大的时候也有。不过我快退休了,总体来说还好。"

小陈:"您看,目前这三个因素中,遗传因素是不可以改变的(告知),压力因素和吃盐因素是可以改变的。您觉得减轻压力和减少吃盐哪个容易做到些?"(O)

患者:"还是减少吃盐。"

看得出,小陈初学MIT,虽然已经具有很好的引导风格,但语言中的开放式提问多于反映,还有急于告知和建议的特点。但是这些不妨碍小陈对MIT的应用。任何技术都是在反复应用中炉火纯青的。

三、灵活应用语言,实践提高

语言是人们表达情绪的手段。希波克拉底曾说:"医生有两件东西能用于治疗:一是药物,二是语言。"在健康教育中"说什么、如何说"涉及医生的语言艺术。MIT是语言干预的过程,是如何说话的过程。那么如何说?如何快速掌握MIT?医生在学习了基本原理之后,需要在实践中提高。

所谓"图难于其易,为大于其细。天下难事,必作于易;天下大事,必作于细"。威廉·米勒说过:"MI很简单,但并不容易,至少在你开始学习的时候是这样。"MIT的原理看似很简单,容易理解和学习,但是在掌握和使用它时我们会受到既往交谈的思维惯性的影响,会不由自主地以自我为中心,说出指导和灌输的语言,容易直截了当地给患者答案。所以在学习之初,MIT还是有难度的。我们应学习其原理、掌握其精神,在实践中应用,因人而异灵活表达,使用简单而口语化的表述,让患者听懂、理解并感到亲切;让严肃的健康问题、深奥的心理学知识融入轻松的交流、愉悦和享受的谈话过程。这能够体现医生交流的智慧。

首先,全科医生要有一双慧眼,知道患者是怎样的一个人,患者的文化程度、性格特征、社会地位等都决定了他需要什么样的交流风格,是以引导为主、指导为主还是附和跟随为主,甚至决定了他喜欢怎样的语气、语调。其次,医生需要有一定的文学修养,根据不同患者选择相应的词句、用语、措辞。交流的根本是两个人思想的交流,语言的应用即根据对方思维的深度或针对日常生活事件进行交流。在实践中反思与患者交流过程中的语言,在应用中不断修正自己的语言,使其更加符合动机干预的风格,能够悦纳、影响患者,促进患者的健康行为。应用提问、倾听、建议和告知等语言听起来相当简单,但事实上,以正确的方式询问,以恰当的方式引导,从而达到帮助患者、减少健康危害、预防疾病等目标,是需要不断练习、在实践中提高的。

任何技术都是经历不断实践、刻苦思考而掌握的,MIT 也不例外。当初学者应用 MIT 时,出现不自信、紧张、不知道该如何应答等情况,这是常见现象,不必胆怯或泄气。所有的行为习惯也是在实践中形成的。在理论学习、了解 MIT 的原理后,大胆地在临床工作中实践,应用、反思、修正、提高,直至得心应手、信手拈来。在慢性病患者管理中,要秉承为患者服务的宗旨,以患者利益最大化的真诚态度,掌握正确的询问方法,倾听患者的心声,理解患者想知道的内容,用患者喜欢的方式与其交流。在反复的实践操练中形成自己的 MIT 干预风格,利用准确的措辞、恰当的肢体语言、友好的眼神交流、适时的沉默技术以及谈话的整体氛围,强化医生和患者的合作关系,让患者感知到医生的包容、耐心,以及医生真诚帮助的意愿。强化患者自我效能,强化其健康责任人意识。当患者内心产生自我认同、自我接纳的感受时,其行为的改变也会悄然发生。

MIT 不仅仅能够应用于临床实践,在日常生活中应用 MIT 也能够提升自己与他人相处的能力。为了熟练掌握 MIT,需要抓住各种机会主动练习,应用 MIT 进行交流,并在沟通结束后反思:是否属于 MIT 的谈话风格?应用了哪些技术?在哪些方面做得好,在哪些方面做得还不够好?为什么?尤其对于"反映性倾听",在猜测对方困境的时候,是否猜测到了对方真正的困境?下次如果再遇到相似的情况,应该怎样回应?威廉·米勒认为,熟练掌握动机式访谈需要十年。笔者认为作为全科医生,不需要成为专门的 MI 应用专家,而是要学习 MI 的精神,发挥医生和医生语言的治疗作用,帮助和引导患者改变不良行为习惯,赋能患者使其做好自己的健康责任人。当看到患者健康状况得到改善而由衷地表达谢意时,作为健康"守门人"的全科医生的成就感和自豪感也会油然而生。

上篇参考文献

[1] 罗森格伦.动机式访谈手册[M].辛挺翔,译;王建平,审校.北京:人民邮电出版社,2020.

[2] Miller W R, Rollnick S.动机式访谈法:帮助人们改变[M].郭道寰,王韶宇,江嘉伟,译.上海:华东理工大学出版社,2013.

[3] 师正坤,孙玫,黄重梅,等.动机性访谈在国内慢性病健康管理中的应用现状[J].解放军护理杂志,2016,33(15):15-19.

[4] 国务院关于建立全科医生制度的指导意见:国发〔2011〕23号[EB/OL].(2011-07-07). https://www.gov.cn/zwgk/2011-07/07/content_1901099.htm.

[5] 国务院关于实施健康中国行动的意见:国发〔2019〕13号[EB/OL].(2019-07-15). https://www.gov.cn/zhengce/content/2019-07/15/content_5409492.htm.

[6] 国务院新闻办就《中国居民营养与慢性病状况报告(2020年)》有关情况举行发布会[EB/OL].(2020-12-24). https://www.gov.cn/xinwen/2020-12/24/content_5572983.htm.

[7] 徐静,周亚夫,葛运运,等.国外全科医学教育和全科医生培训情况分析及启示[J].中国全科医学,2013,16(27):3155-3158.

[8] 杨森,石建伟,葛许华,等.岗位胜任力视角下的全科医师规范化培训教学课程效果研究[J].中国全科医学,2020,23(31):3994-3999.

[9] 姬建鑫,韩颖,杨林,等.全科医师规范化培训学员的满意度及影响因素研究[J].中国全科医学,2019,22(10):1213-1217.

[10] 朱世飞,黄鑫,陈法余.全科团队健康教育对规范患者胰岛素使用及血糖控制的效果观察[J].中华全科医师杂志,2021,20(8):910-913.

[11] 纪艳妮.全科医生管理对社区老年慢性病患者疾病知晓率和自我管理能力的提升效果[J].中国医药指南,2024,22(19):83-85.

[12] 李静,潘怡,王卓,等.健康行为阶段改变理论模型综述[J].现代预防医学,2011,38(23):4914-4916.

[13] 斯奈德,洛佩斯,王彦,等.积极心理学:探索人类优势的科学与实践[M].北京:人民邮电出版社,2013.

[14] 卡尔.积极心理学:有关幸福和人类优势的科学[M].丁丹,译.北京:中国轻工业出版社,2013.

[15] 翟杰.积极心理学理论与应用:从改变态度到改变行为[M].北京:中医古籍出版

社,2009.

[16] 陈文姬,孙瑞琪,谢波.基于结构性问题培养全科医生深度思考能力的方法研究[J].中国全科医学,2024,27(16):1971-1976.

[17] 王亚芬,白凤芝,郭微.门诊患者健康教育存在的问题及对策[J].吉林医学,2012,33(14):3083-3084.

[18] 李雪,乐暾,冯彦超,等.慢性非传染性疾病管理模式的现状[J].中外医学研究,2021,19(7):184-187.

[19] Browning C,Thomas S,杨辉,等.社区慢性病管理新模式的基本原理和设计:快乐生活俱乐部TM项目成果报告(一)[J].中国全科医学,2011,14(1):1-5.

[20] 方帅,黄蛟灵,梁鸿.上海市长宁区家庭医生人员配置及服务能力调查[J].中华医院管理杂志,2018,34(1):17-21.

[21] 胡亚飞.上海市全科医生社区健康教育服务能力现状及培训需求分析[J].健康教育与健康促进,2017,12(3):232-235.

[22] 许牧,姜岳.社区全科门诊健康教育存在的问题及对策[J].慢性病学杂志,2020,21(6):846-849.

[23] 安健.糖尿病健康教育中赋能教育模式的应用价值[J].继续医学教育,2020,34(10):120-122.

[24] 杨廷忠,于文平,黄丽.行为改变的一种策略和方法:行为分阶段转变理论模型介绍[J].中国行为医学科学,2002(3):112-113.

[25] 周怡,邓云龙,马鑫.悦纳访谈:动机访谈的发展与本土化[J].心理学通讯,2020,3(4):258-262.

[26] 孙美娜,自蓉,袁丹,等.云南省全科住培公共课程培训效果评价及影响因素分析[J].卫生软科学,2021,35(2):85-88.

[27] Otten H.职业化关系:巴林特小组理论与实践[M].曹锦亚,魏镜,译.北京:中国协和医科大学出版社,2015.

[28] 邱艳,吴林飞,任文,等.浙江省全科医师健康素养知晓及健康教育态度、行为研究[J].中国全科医学,2019,22(34):4256-4260.

[29] Cousin G, Mast M S, Roter D L, et al. Concordance between physician communication style and patient attitudes predicts patient satisfaction[J]. Patient Education and Counseling, 2012,87(2):193-197.

[30] Brennan L. Does motivational interviewing improve retention or outcome in cognitive behaviour therapy for overweight and obese adolescents?[J]. Obesity Research & Clinical Practice, 2016,10(4):481-486.

[31] Jansen, Grol, Der Vleuten V, et al. Effect of a short skills training course on competence

and performance in general practice[J]. Medical Education, 2000,34(1):66-71.

[32] Berhe K K, Gebru H B, Kahsay H B. Effect of motivational interviewing intervention on HgbA1C and depression in people with type 2 diabetes mellitus (systematic review and meta-analysis)[J]. PloS One, 2020,15(10):e0240839.

[33] Khadoura K J, Shakibazadeh E, Mansournia M A, et al. Effectiveness of motivational interviewing on medication adherence among Palestinian hypertensive patients: a clustered randomized controlled trial[J]. European Journal of Cardiovascular Nursing, 2021,20(5): 411-420.

[34] Lee W W, Choi K C, Yum R W, et al. Effectiveness of motivational interviewing on lifestyle modification and health outcomes of clients at risk or diagnosed with cardiovascular diseases: a systematic review[J]. International Journal of Nursing Studies, 2016,53:331-341.

[35] Ma C, Zhou Y, Zhou W, et al. Evaluation of the effect of motivational interviewing counselling on hypertension care[J]. Patient Education and Counseling, 2014,95(2):231-237.

[36] Saffari M, Pakpour A H, Mohammadi-Zeidi I, et al. Long-term effect of motivational interviewing on dietary intake and weight loss in Iranian obese/overweight women[J]. Health Promotion Perspectives, 2014,4(2):206-213.

[37] Gucciardi E, Chan V W, Fortugno M, et al. Primary Care Physician Referral Patterns to Diabetes Education Programs in Southern Ontario, Canada[J]. Canadian Journal of Diabetes, 2011,35(3):262-268.

[38] Thompson D R, Chair S Y, Chan S W, et al. Motivational interviewing: a useful approach to improving cardiovascular health?[J]. Journal of Clinical Nursing, 2011, 20 (9/10): 1236-1244.

[39] Miller W R, Rollnick S. Motivational interviewing: Helping people change[M]. 3rd ed. New York: Guilford, 2013.

[40] Miller W R, Rollnick S. Motivational interviewing: Helping people change and grow [M]. 4th ed. New York: Guilford, 2023.

[41] Steffen P L, Mendonça C S, Meyer E, et al. Motivational interviewing in the management of type 2 diabetes mellitus and arterial hypertension in primary health care: an RCT[J]. American Journal of Preventive Medicine, 2021,60(5):e203-e212.

[42] Rasu R S, Thelen J, Agbor Bawa W, et al. Motivational interviewing to encourage quit attempts among smokers not ready to quit: A trial-based economic analysis[J]. Nicotine and Tobacco Research, 2020,22(9):1515-1523.

[43] Al Ksir K, Wood D L, Hasni Y, et al. Motivational interviewing to improve self-

management in youth with type 1 diabetes: A randomized clinical trial[J]. Journal of Pediatric Nursing, 2022,66:e116-e121.

[44] Resnicow K, McMaster F, Bocian A, et al. Motivational interviewing and dietary counseling for obesity in primary care: an RCT[J]. Pediatrics, 2015,135(4):649-657.

[45] Walpole B, Dettmer E, Morrongiello B A, et al. Motivational interviewing to enhance self-efficacy and promote weight loss in overweight and obese adolescents: a randomized controlled trial[J]. Journal of Pediatric Psychology, 2013,38(9):944-953.

[46] Dabbo S, Dabbo N. Motivational Interviewing: Preparing People for Change[J]. University of Toronto Medical Journal, 2010,87(2):101-102.

[47] Rollnick S, Miller W R, Butler C C. Motivational interviewing in health care: helping patients change behavior[M]. Now York: Guilford, 2008.

[48] DiClemente C C, Prochaska J O. Self-change and therapy change of smoking behavior: A comparison of processes of change in cessation and maintenance[J]. Addictive Behaviors, 1982, 7:133-142.

[49] Morabia A, Abel T. The WHO report" Preventing Chronic Diseases: a vital investment" and us[J]. Sozial-und Präventivmedizin, 2006,51(2):74.

[50] Alperstein D, Sharpe L. The Efficacy of Motivational Interviewing in Adults With Chronic Pain: A Meta-Analysis and Systematic Review[J]. The Journal of Pain, 2016,17(4):393-403.

下　篇

动机干预技术培训篇

第四章

临床带教师资的培训师角色

唐代文学家韩愈在《师说》中开篇说道:"古之学者必有师。师者,所以传道受业解惑也。"现代普遍认为老师是一种职业,指教学生正确知识的人。生活中,老师是最广泛流行的敬称。临床带教师资是教师的一分子,但是其角色更像是培训者、教练、帮助者。医学教育具有很强的专业性。其教学环境、教学方式具有开放性和特殊性;教学的内容也是日新月异,具有很强的研究和探讨性;掌握的技能具有很强的实践性。因此掌握这些学习内容和技能需要很强的主动性。临床带教的对象除了见习和实习医生外,还有接受规范化培训的住院医生、提升专项技能的进修医生。针对后两类对象的临床带教,都是毕业后教育过程,是学习者主动学习的过程。临床带教师资需要了解自己的带教对象,懂得基本教学、培训方法。

第一节 掌握基本教学理念

一、指导学习是教师再学习的过程

美国教育学家埃德加·戴尔(Edgar Dale)提出了"学习金字塔"理论,指出通过听讲、读书,能够记住所学习内容的5%~10%;而通过实践或者转教他人,则能够记住所学习内容的80%~90%。教学相长,培训和指导住院医师学习的过程也是临床师资再学习的过程。作为临床带教老师,需要了解教学"为什么教?教什么?怎样教?"这三个基本问题。

成长为一名合格的临床医生需要走过漫长的学习、实践、再学习之路。医生是需要终身学习的职业。医生培养周期长,成才之路艰辛,需要经过院校学习、临床实践和规范化培训,以及工作之后的长年积累和在实践中总结和再学习提升的过程,即不断接受培训的过程。国家自2014年全面开始实施全科住院医师规范化培训以来,在全国遴选了六百多家综合性医院开设了全科住院医师规范化培训基地。所有医学生需要在本科毕业后经过三年或以上的专科培训,才能获得医师资格。越来越多的临床医生需要学习教育培训理论和方法,成为临床带教师资,从而在实践应用医学知识、培养良好的工作习惯和养成正确的临床思维方面对新入职的医学生起到表率和引导作用。教育是"传播知识、传播思想、传播真理,塑造灵魂、塑造生命、塑造新人"的过程。作为带教师资,需要理解人是教育永恒的主题,教育中最根本的问题就是"如何认识人和对待人的问题"。

因此"为什么教?"的答案就是使所有接受教育的人具有创造才能,挖掘其创造潜力,实现其人生价值。全科医学人才培养的主要目标是发挥全科住院医师的主观能动性,使其在临床工作中能够具备认识患者和解决患者健康问题的能力,培养思想过硬、技术过硬、作风过硬、百姓信赖的综合型人才。临床带教是毕业后教育,属于成人教育。书本知识是学员应该掌握的内容,培训的重点是将书本知识转化为临床技能,并应用到实践中,帮助患者。作为全科医生,需要掌握的基本功包括询问病史、体格检查、医患沟通、健康教育和健康促进、危急重症的识别、诊疗措施、医学人文素养等。带教师资的培训目标是针对不同学员,因人而异、因材施教,将其培养成充满活力、富有魅力、饱含潜力的优秀全科医生。

作为全科带教师资,要知道"教什么?"首先,需要了解全科医学与内、外、妇、儿等学科一样,同属于临床医学二级学科,是整合生物医学、行为科学和社会科学,主要研究不同类型社区中的常见健康问题以及解决这些问题所需要的知识、技能和态度的学科;是整合传统生物医学和近代心理社会科学,秉承从健康问题出发,以人为中心、以家庭为单位、以社区为基础、以预防为导向、以团队合作形式,为社区居民提供综合性、连续性、可及性、协调性的医疗照顾的基本原则,精神内涵是真正体现生物、心理、社会医学模式的学科。全科医学在美国和我国台湾地区是以家庭医学方式呈现的。《关于建立全科医生制度的指导意见》(国发〔2011〕23号)指出,"全科医师是综合程度较高的医学人才,主要在基层承担预防保健、常见病多发病诊疗和转诊、患者康复和慢性病管理、健康管理等一体化服务"相关工作。作为全科带教师资,要理解全科医生的岗位、工作职责和服务的人群。

其次,优秀的带教师资首先是优秀的临床医师。随着住院医师规范化培训制度越来越健全,医学教育进入更深的领域,需要更多的临床医生加入优秀医师和带教师资的"双师"队伍,指导别人学习的过程也是带教师资自己再学习、再提升的过程。

我国全科医学临床师资标准是:具备本科及以上学历、主治医师及以上专业技术职称,具有较丰富的临床医疗和临床教学经验、较强的全科医学理念和全科医疗临床思维能力,热爱全科医生培养工作,熟悉城乡基层医疗卫生服务工作。从临床医师转变为临床师资,虽只是一字之差,却有更高的要求。美国全科医学师资标准中对基本能力的要求是:首先应该是个好医生,在学术和个人品德上受到过一定认可,令患者感到可及、方便,有高水准的临床能力、有效的交流能力、个人和学术发展的责任感,能定期进行审查和同行评议,对同事的个人需要和感情保持敏感性。对教学能力要求是:对教学有责任感,了解医学教育的原则和理论,有实用的教学技能,有成为师资的愿望,能定期进行教学评估和同行评议,有进行教学评估和制订教学计划的能力,有帮助学员准备考试的能力。

因此,要成为一名全科带教老师,在满足日常医疗工作之余,需要投入时间、精力学习和掌握基本的教育学理论,如教育的任务、目的和方法;要研究教学大纲,根据大纲中的全科教学细则,结合本学科的常见健康问题和疾病进行有针对性的教学。优秀的临床带教师资要有精湛的技术、高尚的医德、良好的师德。具体要做到以下四点:①有爱心。爱教育、爱学员、爱患者。②有责任心。对自己、对患者、学员、事业有责任心,以身作则,做到言传身教。③有严谨的态度。厚积薄发,基础理论扎实,开拓进取,言必有出处、溯其根源。④有娴熟的师术。做知识和专业能力的传播者,行为和价值的示范者和捍卫者。在日常教学过程中做到有耐心,从培训基本功开始,启发学员的学习动机,指导学员将理论知识转变为临床技能,在日常带教中培养、锻炼学员诊疗思维能力,培养其批判性思维和创新性思维。

教无定法,教有章法。具体"怎么教?"也需要师资认真思考,在实践中积累经验。教育的目的在于唤醒而不是塑造,知识是需要学习者在思考和实践的过程中逐渐自我领悟、自我实践而掌握的。由于互联网发达,医学生获取知识的途径丰富,其获取知识的能力也非常强。做好引导,注重医学生的全面发展,让其能够适应临床工作的发展和氛围,培养其良好的临床思维方式、工作习惯是师资对初步开展临床工作的住院医师进行指导的主要方面。从培养人的核心素养出发,要使学员具备符合中国文化传统的核心素养,包括文化基础、科学素养、社会责任、公民意识。作为老师，具体工作内容有：在每次教学活动前做好教学设计，明确培养目标，让学员探索；在教学活动中及时给学员帮助和反馈，发现和肯定学员的进步和成功；从培训工作的细节来说，要尊重学员的差异性，尊重每个学员的人格和智力，培养其建立和谐关系的能力，鼓励合作。医文相通，文学是人学，医学更是为人服务的学科。在教授医学的同时要锻炼和提高学员的沟通能力、管理协调能力、健康教育能力和写作能力；引导学员反思，提高其面对复杂情境时解决问题的能力，以及面对高速发展的信息社会的应变能力。

作为带教师资，要实现教师自我成长，需要在教学实践中不断创新教学理念和方法，实践、总结、反思，再实践、再总结、再反思，达到提升自我的目的；以独到的见解、新颖的教学形式、创新的思维、突出的个性、探索的精神和民主的意识影响和启发学员，激励和鼓舞学员，在师生互动中发现问题，把学员培养成具有创造性思维、从事有创造性活动的新时代医学领军人才。

二、将动机干预技术的精髓引入临床培训

在全科住培带教过程中，笔者对全科学员所面临的需要掌握多种临床技能的困惑和无助感深有感触。专业的宽泛性影响了学员学习的积极性和主动性，原因有：①三级医院的临床带教师资，其专科（尤其是三级学科）越分越细。每个带教师资具有很强的本专业思维定式，对全科学员需要掌握的内容完全不能理解。专科带教师资的技能和全科学员需要掌握的内容之间不完全匹配，需要磨合，而全科医生在各个专科轮转的时间有限，影响学习效率。②无论在医生还是公众中，"以疾病为中心"的治愈思维占据主流。预防为主、健康自主的责任人意识还没有深入人心，在现实中落实也比较困难。做好预防、推动健康教育、引领居民养成健康的生活方式等落实到行动上，需要全科医生具备综合性技能，而这些技能在三年规范化培训期间没有能够得到很好的专门训练。

因此，将 MIT 的精髓引入临床带教，应用 MIT 培训全科医生，能够使全科住院医师从思想上坚定专业思想、坚守职业信念，充分理解全科医学专业的重要性，承担起作为新时代医学生的责任，履行全科医生的使命；也能够从主观上调动全科医生主动学习的积极性，使其能够基于基层医疗岗位，在实践中根据环境和服务对象的需求灵活掌握所需要的知识和技能，并从技能上掌握 MIT，应用语言帮助辖区内所有居民、亚健康人群、慢性病患者，使其认识自己、接纳自己、改变自己，夯实健康责任人的责任。

MIT 是在威廉·米勒和斯蒂芬·罗尔尼克合作撰写的《动机式访谈法：帮助人们改变》的基础之上，融合积极心理学的干预思想，结合中国人的文化特征，将心理学、社会学、医学、教育学、行为学等相关知识融会贯通，进行本土化应用的过程中总结提炼的。将 MIT 的思想引入全科住院医师规范化培训中，旨在增强全科医生的沟通能力，尤其是提高对具有健康危险因素的慢性病患者的管理能力，用医生和医生的语言能力帮助患者改变影响健康的不良行为因素，做到预防为主、防治结合。为了讲解、培训和推广简便易行，现将使用 MIT 的过程分为三个阶段、十二项具体技术。①结盟阶段：建立关系，把握方向。包括开放式提问（O）、反映性倾听（R）、肯定（A）、摘要和释义（S）技术。②聚焦阶段：明确目标，深入其心。包括识别矛盾心理、聚焦问题、讨论价值观、叙述疗法提高自我效能技术。③计划阶段：启发动机，促进改变。包括应对改变性语句和回应改变、应对持续性语句和不合作患者、建议和告知、灌输希望等技术。

全科医生在慢性病患者管理中应用 MIT 技能，与患者建立合作联盟，评估患者的健康危险因素，灵活应用语言，启发患者自主改变的愿望，提高患者的自我效能，强化其主动健康意识，使者自觉参与自我管理，践行健康生活的方式，达到促进健康，延缓慢性病发生、发展的目标。

MIT 是帮助他人改变的语言技能，其宗旨在于帮助他人认识自我、主动行动，执行他认为正确、应该执行、对自身有益的行为。全科医生的服务对象是全体居民，无论男女老幼。这类人群的健康问题具有不确定性和宽泛性，具有一过性、自限性问题多，症状性表现多样，疾病变异性大，慢性疾病恢复周期长，伴有心理社会问题，或病因和临床表现隐蔽性强等特点。因此，全科医生在临床服务中将面临很多的不确定性。在日常工作中面对的多数是常见病、多发病、慢性病或者健康问题，但是在这些平淡的健康小问题里面也可能隐藏急性病、危重症等危险因素。全科医生需要调动自己的主动性，保持高度的警觉性，做到"小病善治、大病善识、重病善转、慢病善管"。将 MIT 引入全科医学的临床带教和培训之中，可以提高全科医生的潜能，充分发挥全科医生的才智，在服务中提高其评估病情、认识患者和语言干预的能力，以了解患者是怎样的人、疾病的成因、就诊的期望值，同时用简单而基础的措施帮助患者，用语言的干预能力帮助患者解决自身行为因素。MIT 的培训过程也是将 MIT 的精神作用于全科医生，启发和激励全科医生自我效能的过程。

由于动机干预技术中蕴含很多心理学、行为学、教育学的理论知识，所以虽然本书对 MIT 的基本概念做了简介,但是要将理论知识融会贯通并融入自己的思想体系,在实践中灵活应用,还需要理论联系实际,不断学习、深入思考和实践。学习、领悟、实践的过程涉及学习者的心理架构,即每个人都是依据自己的观点思考问题和采取行动的,思考的内容和过程也基于自身已有的知识和既往的经验。因此要启发对方的内部动机,就需要了解对方的心理架构,了解对方是怎样的人,关注对方的喜好、自我价值、心理体验等因素,启发和唤醒其自身动机,促使其行为改变并持续进步。

MIT 的基本原理适用于任何希望帮助他人改变的行业,或者两者间存在相互作用关系的场合。无论是医生还是老师,都是帮助他人的角色。MIT 是秉承合作、接纳、真诚、启发的态度,站在对方的角度提供相应的帮助,引导对方增强动机、改变认知、改变行为,实现自我价值。无论帮助者是怎样的角色,与被帮助者之间都是合作关系。将"以医生为主导,以疾病为中心"的医患关系改变为"以患者为主体,以促进健康行为改变为中心",将"以老师为主导,以传递知识为根本"的师生关系改变为"以学员为主体,以促进学员全面发展为根本",这是 MIT 的精神所在,也是笔者撰写本书的目的。MIT 也适用于其他从事帮助别人的工作的人,如管理人员、行为矫正人员、健康教育人员、教师(管教者)、警察、社会工作者、营养师等。

本书为特定人群撰写,以探讨医患关系和师生关系为主。"医"在不同语境中指全科医生或者指导全科医生的带教医师;"师"指培训 MIT 的老师,或者临床带教师资;"生"特指全科医生,是"学员"的简称;被帮助者或者当事人可以是居民、患者及患者家属等。

人是社会性动物,关系性欲望是激发人类各种行为的重要心理动机因素。每个人都是独一无二的个体,没有千篇一律、一模一样的语言互动模式。了解患者是什么样的人,从身体状况、心理特征、家庭背景、社区文化特征等方面去评估患者,从生物、心理、社会角度理解患者的健康观点、健康信念模式、行为习惯,从而能够有的放矢地引导,给予患者有针对性的指导。随着国家经济的快速发展,城镇化带来人们生活方式的改变,慢性非传染性疾病患者数剧增,而人口老龄化使得衰老和增龄相关性的退行性衰弱人群也不断增加,人均寿命延长,但是带病存活年限亦延长,对医疗照顾的需求明显增加。因此医学模式已经从以疾病为中心的治愈模式逐渐转变为以健康为中心的照顾模式,医患之间已经从主动-被动模式转变为相互合作、共同决策的状态。慢性非传染性疾病都是悄无声息、不知不觉地发生的,人一旦得病,病程迁延、难以治愈,多数需要终身服药。因此慢性病患者遭受着身体和精神的双重打击:身体上遭受疾病折磨,心理上承担病人角色、社会和家庭功能受阻。他们迫切地希望能够快速恢复健康。全科医生应该深刻理解居民渴望保持身心健康的欲望,充分利用家医签约的服务形式,为健康人群做健康教育和指导,利用便利的身份,早期发现、恰当引导、及时干预和纠正居民不良健康行为;对已经患病的人群,则需要进行个体化的指导,帮助其认识到不良行为习惯对疾病进展的影响,鼓励其提高自我效能,解决内心的困惑和无助,从而改变思维和行为,做到知行合一。MIT是全科医生需要掌握的健康教育的高级技能。

三、启发学员自主学习的动机

行为改变是外显性变化,认知改变是内隐性思维过程。认知改变过程,就像知觉历程一样,是内心的活动,其他人看不见。一个人在了解事情的根本性质之后,内心有一连串的思考、判断的过程:首先考虑是否要行动。我所选择的这件事情是否对我有利?内在获益和外在获益是怎样的?选择的性价比如何?在内心盘算确定对己有益后,会做出选择倾向于行动,这是行为的动机。接着内心就开始审视选择做这件事情、改变原有行为的阻力和困难,以及阻力的大小、如何免除阻碍因素,评估既往遭遇到的困难,重新审视既往具有的对这个事件的固有认识、刻板印象等。然后,在重新一一剖析这些阻碍因素后确定需要改变的理由(诠释),也就是为自己将要采取新的行动赋予新的意义,在新的意义之下解释、自我说服,找到采取行为的理由。最后,开始尝试着根据新的行为方向调整自己的行为(内心的协商),逐渐表现为外显行为。作为帮助患者改变不良行为的全科医生,一旦理解了行为改变者的心路历程,体会了其内心反复自我对话的过程,就能够理解一个人做到知行合一的艰难过程。

本书的着眼点是培养全科医生应用MIT来帮助具有健康危险因素的慢性病患者。与此相类似,可以将MIT应用于对全科住院医生的临床培训,调动全科医生的积极性,使其根据岗位、责任、长处、喜好而主动学习,以交流和探讨的方式指导学员,接纳学员的不完美和可塑性;尊重学员的习惯、方法、智力的差异,帮助学员解决思想、生活、学习中的困难,尤其是思想的困境和内心的彷徨,启发学员内心深处的优势、智慧和经验,激发学员的潜能,使其从被动学习变为主动学习,掌握学习的方法,并能够在今后的工作岗位上基于实际需要进行学习,终身受益。

　　老师的认知不会自动转化为学员的知识,老师展示给学员的技能也不是一下子就能被学员掌握的。作为培训师资,要善于将学员需要掌握的内容、知识和技能编排进不同的活动,让学员演绎活动。老师犹如导演,一边讲述MIT的原理,一边指导学员参与活动,引导学员在演绎中观察、发现、思考、辩论、体验和领悟,使学员在身体力行的活动中理解知识、训练技能、产生自信。学员在各种实践活动中被老师赞赏、被患者接纳,在临床实践中获得成绩,体会自我价值,并通过实践、反馈和反思,积极主动学习,提升职业认同感,提高对全科医生的身份认同感,成为思想成熟、行为规范、百姓信赖的优秀全科医生。

第二节　以动机干预技术培训全科医生

　　动机干预技术(MIT)是一种帮助他人改变和成长的思维方式和语言技巧,它通过人际交流的互动风格来启发、引导他人认识自己、改变自己。在医患关系中,MIT秉承以患者为中心的思想;在师生之间,MIT则是以学员为中心的引导。全科住院医师规范化培训过程是把"半成品"的医学生培养成合格临床医生的过程,是成人再学习模式。作为临床带教老师,无论是理论知识的传播、临床技能的培训还是诊疗思维的训练都需要根据每个学员自身的特点,因人、因时、因材施教。MIT的培训风格是创造一种安全的和完全支持的气氛,让学习者自在地、自主地探索个人经验和自己的问题,在老师的引导下找出解决问题的方法。老师不仅仅是提供解答、建议或分析的指导者或者知识的传授者,更要与学习者建立对学习者有促进性的人际互动。就像医生和医生的语言对患者具有治疗作用一样,老师的行为是学员模仿的榜样,老师的语言点燃学员内心的潜能,启迪学员的智慧,使其成为更好的自己。在医患关系中应用MIT,干预者能够准确地表达同理心(empathy),营造轻松而温暖(warmth)的场景和氛围,表达真诚(genuineness)帮助的意愿,使得医患之间建立良好的信任关系,建立同盟,共同改变不良行为,向健康行为方式迈步。而在师生关系中应用MIT,对老师而言,改变学员旧的行为不是主要的,而激发学员潜能,使其建立良好的学习习惯,形成良好的职业素养、合理的诊疗思维方式则是临床带教师资的主要培训目标。

因此，在应用 MIT 来培训全科医生时，老师更需要树立"爱和榜样"，应用 ORAS 技巧表达对学员的关爱、鼓励和希望，引导学员审视自己、深度思考、启发潜能，用 MIT 的精神内核来帮助全科医生实现自己的人生理想。

一、掌握基本的理论知识

MIT 的整体精神是一种开放的思维方式和工作模式。作为培训老师，需要学习相关理论知识，尤其是现代心理学基本理论和积极心理学相关知识。老师的心理学、教育学、社会学的理论知识越扎实，对事物发展规律的认识越深入，对学员、居民、患者等被培训对象的认识和理解越透彻，在应用 MIT 时其包容心、耐心、真诚帮助心态就越能够体现在交流的言语和肢体动作语言中，在交流中就越能尊重对方的自主权和自我觉知，更多地给予唤起的语言，去引导而不是发出指令或者告诉。老师要站在对方的立场，以对方的经验、观点、想法和感兴趣的内容进行交流，以平等、支持的态度，以对方所熟知和认可的方式，提供对方所需要的信息，使对方能够主动地、自主地在被理解和包容的气氛之下探索他们自己的经验和心理矛盾，从而克服困难，战胜自我惰性，激发自我潜能，实现自我价值。

二、在培训实践中改进和提高

1. 保持学习的心态

培训者，无论是培训和帮助患者的全科医生，还是培训全科医生的全科师资，都需要保持终身学习的习惯，对新事物、新技术保持好奇心，积极学习，不断实践。MIT 是一种语言技能，学习和掌握其规律性可以快速领略其精神内涵，从而在操作实践中快速掌握。应用 MIT 的对话过程如同跳华尔兹双人舞，男性舞者是医生、老师、帮助者、干预者、引导者，需要根据场景、音乐和对方的特点来引导对方走向需要去、应该去、愿意去的地方；舞者热情、流畅、娴熟的动作对表演成功固然重要，但是双方的动作配合、与音乐和场地的契合程度才是达到完美呈现的关键因素。

作为培训老师，在应用 MIT 的过程中，要始终保持一种谦虚、谨慎、平和的心态。无论是针对学员，还是针对患者，要传递关心和关爱的真诚态度，传递友好、同情心、积极向上的人际关系，展现出对服务对象感兴趣，愿意探索对方所具有的优点和潜能，始终保持耐心，保持语言体贴和灵活性，展示出真心帮助和陪伴的态度,做到关系融洽、谈话过程顺畅。

要了解被培训者是怎样的人,不仅仅是"全科住院医师"这样一个标签,更包括了这名住院医师的智力、学习能力、领悟力、性格特点等不同的特征。每个被培训者都有自己的学习经历和已有的知识体系。有些学员理解能力强,掌握快,实践动手能力强,但是浅尝辄止,不能坚持练习,没有恒心,耐心不足;有些学员理解问题的速度慢些,但是能耐住寂寞积极练习,反而能够较快掌握。老师需要因势利导,根据学员的特点,让每个人都能根据自己的节奏循序渐进地学习和掌握相应的知识和技能。老师需要根据学员的实际情况设计课程,制订培训的方案和实施具体培训计划。MIT 理论简单、容易理解,但实际掌握和应用困难,因此老师要做好思想准备,并不是每个人在培训之后都能掌握 MIT,也不是每个人都能灵活应用 MIT。培训的原则就是理解 MIT 的精髓,以合作、接纳、真诚、启发的方式引导学员,令学员建立起自己的学习方法和学习策略,激发每个人的自我潜能,让每个人成为自主学习者。

2. 改变教育者教导风格

经典的动机式访谈的谈话风格包括指示风格、引导风格、跟随风格。临床医生和老师都善于应用、也喜欢应用指示风格,希望"我说你听,按我说的做"。与医生直接给患者的建议不见得奏效一样,培训学员的老师也需要从专家、权威的位置上走下来,转变成为一名应用 MIT 的榜样、一名陪练,以医生的专业知识和临床经验、自己的人生阅历与学员建立亦师亦友的关系,帮助学员完成培训任务,使其从医学生蜕变成临床医生。老师要用引导风格指导学员学习 MIT,将引导风格传递给每个全科医生,使其在临床工作中,有如陪练一样帮助慢性病患者。这里有两层关系转变:一是从"以老师为中心"转变为"以学员为中心",职能从传播知识转变为帮助学员完成培训任务、成长为最好的自己;二是医生将"治病救人"的主导者思想拓展成"以患者为中心",成为患者的帮助者、引导者、陪伴者、管理者和服务者,赋能患者成为自己健康问题的主宰,强化其健康责任人意识。让健康人群在全科医生的陪伴和帮助下保持身心健康;让亚健康人群能够改善健康,延缓疾病发生;让患病人群从疾病状态逐渐康复,回归家庭、回归社会,保持功能健康生活。身体力行地诠释"治未病"的思想,即未病防病、既病防变、病后防复。这既体现了 MIT 的培训风格,也能在不知不觉中让 MIT 的干预效果逐渐显现,更提供了预防为主、防治结合的技能和方法。

作为老师,针对学员的教育和培训方法也需要避免家长作风和专家姿态,应用MIT的精髓,灵活应用ORAS的核心技术来引导和启发学员,使学员发现自身潜能,自我寻找和展示智慧。老师以开放式提问,带着欣赏和肯定,以流畅的、春雨般的语言风格引导学员进入知识的殿堂,将优秀的品质、希望的种子、追求自我效能并实现自我价值的潜能潜移默化地植入学员的心田。灵活应用MIT的启发过程不必是牵强的、突兀的、生拉硬拽的。老师以智慧的思想、平和的态度、恰当的语言在巧妙的时机传递着合作、包容、真诚、启发、促进、帮助、欣赏的态度,相信每位学员具有自己的智慧,能成就最佳的自己;同时希望学员具有同样的态度和品质,对待和尊重每一位患者,尊重患者自主选择自己的生活方式的权利,能够自主选择改变或不改变行为,相信患者是自己健康的专家,有选择的能力。如同患者感知到被医生理解和尊重后自我行为改变一样,老师的恰当引导能够激发学员自身力量,唤起其内心的资源和动力。这些虽不一定能带来立竿见影的效果,但有时也会起到意想不到的作用。

MIT的培训风格可以贯穿整个培训过程。即使讲解MIT的理论,也要谨防培训过程变成"填鸭式的满堂灌",或者形成"我问你答""我说你听"的局面。如果进入传统的课堂教学模式,老师占据主动地位,学员处于被动地位,学员就会逐渐不思考、不探索,思想和行为都在原地踏步,等待老师给出答案。这不符合MIT的培训风格,被培训的学员也不可能学习、领悟和掌握真正的MIT。

虽然每个老师都有自己培训风格,但是老师现场授课和互动的风格会对学员产生很大的影响。MIT的理论是抽象的,操作过程早期受到传统的医患、师生沟通方式的影响,会比较多地应用到指示风格,培训老师的灵活性,学员的参与度、开放性等都会影响培训的进程。此时培养耐心是老师的第一要务,并且要把自己的耐心传递给学员,让学员有同样的耐心去对待居民和患者。这需要付出时间和努力,故沉稳、和平、宁静的心态是干预者需要刻意培养、逐渐积累的。老师的耐心会传递给学员,影响学员对MIT的理解和应用能力。

3. 在实践中掌握和提高技能

在学习和理解了MIT基本理论和原理后,需要不断实践、反思、修正、再实践。MIT的灵活应用是一种微妙的、多层次、策略性的、复杂的医患沟通过程,具有很强的艺术性,是谈话双方思想和行为的互动过程,也是双方能量交换的过程。要成为MIT的培训老师,不仅仅要掌握MIT理论知识,也不仅仅是靠经历几次被培训的过程;而是要在培训MIT的实践中体会MIT的基本精神,在不断应对各种复杂现象、面对复杂问题的过程中做到随机应变应用,并且进行足够多

反思。要成为好的培训老师,就要在培训中循序渐进,在培训中成长和提升:

(1) 做 MIT 培训师,在整个培训过程中要把注意力集中在学员身上。从学员进入视野起,对其外形、服饰、走路、坐姿以及学员间的互动过程都需要观察,并且要记住每个学员的特征、语言、表情、动作的含义。在培训过程中提前做好预案,包括组织和培训人员、场地突发事件以及可能出现的难以预料的事情等,做好综合评判。培训结束后做好总结,回顾培训过程中的每个环节,包括自己的状态、讲解、学员反应等,总结表现好的方面、表现不足之处以及需要改进的地方,分析细节,尤其是不足之处的"表现、原因、改进之处"等。

(2) 通过培训 MIT 来学习和掌握 MIT。培训前先备课、写教案,用 MIT 精神来精心准备每次带教过程,做到胸有成竹、心中有数,合理地安排培训实践课程。目前 MIT 方法已经被引入国内,主要在心理咨询专业人员中推广和应用,还处于理论引进阶段。虽然也有全科医生参加培训,但是还没有很好地掌握并应用于临床工作,老师和学员对动机干预技术还很陌生。培训师要清晰地知道来学习 MIT 的人员可能抱着传统想法,准备认真听课,等待老师灌输一项新颖的技术,以便能够迅速提高医患沟通技能。他们可能抱着接收器的心态,还没有准备好开动脑筋应对老师的各种问题。

(3) 以引导风格培训 MIT。培训师在首次培训课程的前 15 分钟就需要充分展示 MIT 的技能,以开放式提问开场,以 ORAS 技术来调动、引导、启发、鼓励学员在培训过程中积极参与和投入。在首次培训开场时,提出对学员逐个发言的要求:

> 老师:"请进行自我介绍;阐述你对医患沟通的认识,评述一下你自己的医患沟通能力,描述自己既往在医患沟通中遇到的自认为成功的案例和失败的场景,并分析一下原因。"
>
> "既往遇到过慢性病患者具有健康危险因素的情况吗,如肥胖的糖尿病患者有吸烟多年病史,在治疗期间你希望他减重、戒烟、增加运动?做过相应的健康教育吗?对其健康教育的效果如何?为什么?"
>
> "既往听说过动机干预技术吗?"(如果回答"听说过",就追问"请你用简单的语言进行概括一下它是什么";如果回答"没有听说过",就追问"你从字面意思来理解,认为它会是什么?")

在每次培训的课堂上,在进行新的培训内容之前,先从上次培训内容开始。应用 ORAS 的方法引出新的培训课程,通过学员回答问题的过程了解其知识储备、掌握情况、应用能力以及表达能力、自信程度。学员参与的过程就是其开动脑筋、启发思考的过程：

老师："你对上次讲解的动机干预技术的内容是否理解了？课后是否应用了？具体描述一下是怎么应用的？运用过程中存在哪些困难？运用后有什么效果？与既往的沟通有什么不同？今天你想在这个培训中学到什么？"

即使培训中有不同的声音（如：学员不以为然，学员学习时没有耐心、不认真练习，或者提出问题怀疑MIT的作用，质疑老师的观点），老师也可以用ORAS技能去回应学员，启发其思考。

学员："对那些一点动机都没有的人怎么办？好像我怎么说都没有用。"

"对那些不善言谈的人怎么办？我也采用了开放式提问，但是得到的回答仍然是简单的几个字怎么办？"

"遇到有些人非常能讲话，我只说了一句话，他就滔滔不绝说了很长时间，我都没有办法打断，怎么办？"

"有些人社会阅历非常丰富，而且也很聪明，我一张口他就知道我想说什么，总是能够很好地把我想说的内容给堵回去。遇到这样的人我该怎么办？"

（4）培养耐心，把问题交给学员，让他们自己找答案。面对学员的各种问题，老师不要急于给出自己认为合适的答案，MIT培训不能变成一言堂，而是要把共性问题提炼出来，反馈给大家讨论，让每个人逐一当众阐述自己的观点，由学员自己解决自己的问题。只要学员有想法、有思考、有表述，无论这些想法是成熟的还是幼稚的，表述是清晰流畅的还是犹豫不决、词不达意，老师都应该寻找学员回答中值得称赞的地方，使用"肯定（A）"的技术给予回应，以赞赏的肢体语言鼓励学员继续发表他们的观点。老师只作为旁观者，把学员的发言内容凝练成主题词写到黑板上，进行二次讨论；或者集中答疑，阐述自己的观点。

虽然老师是按照顺序逐个讲解MIT的具体十二项技术的，但是MIT的每项技术在应用时不是割裂开来、一成不变的。每个学员练习时的语言内容不同、表述不同，互动的形式也有差异。早期培训的关键是要求学员尽可能参与整个培训过程，启发他们积极投入思考，感知双方互动的思想、语言之外的含义和内在逻辑。老师应尽可能以临床工作中的实际案例（尤其是全科医生遇到各种困难时应用MIT干预的具体语言和过程）作为教学和培训素材，使得学员逐渐感知"以患者为中心"的 MIT 启发风格,从案例中寻找解决困难的方法。

(5) 培训、总结、启发、提升。老师一边培训,一边快速将学员遇到的问题进行总结和分类,找出学员学习中的共性问题,或者发现个别学员的特殊问题:从理论知识不足,到技能操作的熟练程度不够或者语言灵活度不足;或者对人际关系敏感度欠缺,不能理解语言背后的心理、行为含义等。面对各种难题,培训老师需要使用核心技术 ORAS 与学员互动。回应学员的问题是应用 MIT 最佳机会,能集中展示 MIT 的引导风格。

如针对学员提出的"患者很顽固,不想改变,还说了很多理由。自己感觉到有很大阻力,不知道如何应对"的问题,老师可以集中解答。

老师:"你是如何判断对方不想改变的?他是怎么表达没有改变动机的?"

"你认为患者对你的信任程度有多少?你从他的哪些言行中判断出他对你的信任程度?在这种信任程度上,你认为用什么样的语言和语气与其交流效果比较好?"

"你看出患者的矛盾心理了吗?他对这件事内心矛盾的两端各是什么?你是怎么做(说)的?从 MIT 的角度来看,你觉得怎样说可能会更好?"

"以往你遇到患者存在这样的阻力时,你是怎么做的?如果应用 MIT 的引导风格,你会怎么做?"

…………

注意事项:

MIT 应用过程没有标准答案,只有谈话风格是否恰当、是否匹配。培训老师希望学员能够掌握该方法的技能,培养学员耐心,训练他们能够有技巧的引导患者,达到帮助患者的目的。该过程就像用语言引导一个人从这扇门慢慢走到另外一扇门,走的路径有长有短、有曲有直,是两者关系(帮助与被帮助)互动的结果,任何阻力、路障、徘徊都是可接受的。重要的是我们要及时识别这些阻力,看清楚路障的来源,理解徘徊的内在原因,并想办法应对和解除这些阻碍。

(6) 进入对方的心理架构。学员普遍对临床工作中遇到的聪明的、能说的、生活阅历丰富的、谙于世故的、固执的患者怀有畏惧心理,在面对这些患者时感到自己难以驾驭、不知所措,很有挫败感。临床上这类患者非常常见,他们的总体特征是:自认为是有才能、有自律性、自我能力强的人;社会阅历丰富,见多识广,言语流畅甚至能说会道,自主意识强,内在动机强,不会轻易认同他人说教,更不会轻易改变自我观念和行为。当面对这些患者时①更需要进入对方的心理架构,了解他们是怎么想的、为什么这么想。②在 MIT 的结盟和聚焦阶段详细询问病史和生活史,与之建立信任关系,明确谈话的目标,把握谈话的方向,深入理解其思维、情绪和行为形成的背景。③与这种类型的患者沟通时,需要按对方熟悉的行为规范与之交流,采用倾听的姿态,凝视对方的眼睛,适当迎合对方的话题;在谈话中保持赞许的肢体语言,目光专注,语言灵活而随机应变,从对方的态度(如开放的心态、积极的态度)等方面来"肯定"对方。④如果对方表现出质疑、不信任,进行自我辩解,则更加需要通过语言和非语言信息表达理解、包容,表现出对对方感兴趣,用对方感兴趣的内容和话题来启发对方的潜质,激发其自律性,谈话中比较多地采用反映性倾听(R)、肯定(A)、摘要和释义(S)的方法应对,用看似简单的、迎合的语言风格但实则具有创造性思想的语言激发出对方的内在动机。

(7) 应对具有阻力的学员,培养耐心而包容的心态。在进行 MIT 培训的过程中,以及在应用 MIT 干预患者时,如果方法不当,就会遇到非常强烈的阻力。学员(或者患者)表现出不合作的态度,如不愿意主动提供信息,不愿意回答问题,使用明显的托词、不和谐的语言,目光躲闪,心不在焉,或者回答简单、敷衍了事、答非所问等。此时老师需要具有耐心,尝试先问一些非常善意或简单的问题,或者转移到学员感兴趣的话题上或学员自己身上,让学员举例说明他们是如何成功应对挑战、处理棘手问题的。当然,患者表达不合作有时是直截了当的,甚至会伴有相应的情绪反应。此时可以应用"应对持续性语句和不合作患者"的策略,或者干脆就此打住,终止谈话,安抚患者,预约下次见面的时间和谈话的内容等。而学员的不合作则是隐晦的、间接的,表现为听讲不投入、注意力不集中、回答问题敷衍了事、不认真练习等,作为老师很容易判断。机敏的老师此时需要反思培训的内容和组织的培训活动是否符合被培训者的需求,某些问题是共性问题还是个别现象。要灵活地调整培训的内容和话题,比较好的方法是暂停培训短暂休息,设计一个临床场景(如针对特定人群进行健康教育,包括教育内容),让学员通过角色扮演的方式进行现场演练,然后由学员和老师共同点评。

(8) 集中培训后不断督导应用过程,评估培训效果。为了解学员对 MIT 的理解和掌握程度,在学员接受完整的 MIT 培训后,要不断追踪学员应用情况,询问学员在临床或者生活中应用 MIT 的过程。在每次培训现场要及时针对每个学员在应用过程中存在的具体问题给予反馈,对应用过程中好的方面给予表扬和鼓励,对不足的地方给予点评,增加学员对 MIT 学习的投入。培训后列出需要学员回答的框架和内容：

  老师："请你描述应用 MIT 的场景，重复使用过的语言，应用的效果；自我评述对 MIT 应用的熟练程度，表现好的方面和不足之处，反思如果再遇到相似的场景你会怎么说；以及自己还有哪些方面需要得到进一步培训和提高。"

  "在这个过程中你用到了哪些技术？病人反应如何？是否达到你的预期目标？如果使用'反映性倾听'技术，你会怎么说？体会一下这与之前有什么不同。"

  "刚才你的'摘要和释义'用得比较好，增加了患者对你的信任。你可以想象一下，如果你说话的时机有所调整，等到患者把这段话说完整了你再说，会不会更好些？通过这个案例，你觉得应用 MIT 还有什么困难？它对你的临床工作有哪些帮助？"

  ……

三、在实践中达到熟练

  学习 MIT 的过程也是学员从新手逐渐变为熟手的过程。学员会遇到各种困难，而坚持实践是熟练掌握 MIT 的必由之路。

  （1）熟能生巧。要将书本的知识变成自身的技能，需要不断实践和练习，并且在应用中观察、反思和评估自己。无论是一对多地培训学员，还是一对一地面对患者，要对自己应用 MIT 的过程进行录音或录像，将两者互动过程用文字记录下来，进行复盘，从培训老师、学员以及两者的互动过程等多方面内容进行总结，发现应用 MIT 不合理、不适切、不恰当之处，不断思考改进。

  实践证明，反复练习是掌握 MIT 的途径。每个人都会经历从不懂到了解、理解、掌握、熟练的过程，从生手变成熟手。除了实践、再实践外，老师及时反馈和点评也是学员快速提高的重要因素，如同舞蹈教练手把手地做示范动作，让学员能够快速理解舞步的着力点、方向感、前行或者后退的节点一样。

  （2）培养教师培训时的耐心。在初学 MIT 培训的阶段，教师仍然会以自我为中心，急于想"给予"学员"正确"的说法，"告诉"对方"应该怎么做"。如同课堂的"填鸭教学"模式，而不是聆听学员的表述，探究学员是怎么想的。在实践练习时，教师也会具有矫正的习惯，在学员还没有完成练习时就迫不及待地打断对方的表述，纠正学员的语言和语句。能做临床带教师资的都是高年资医生，经验丰富,是医疗行业的专家,固有的职业印象就是输出知识、输出技能,纠正对方的不足成了习惯性动作。但 MIT 培训老师首先是 MIT 精神的践行者,要深刻领悟"引导风格"的内涵,培养耐心,加强理论学习;领悟水深流缓、人静语迟的境界,培养心性,保持平和心态,不要急于给出"答案"、告诉"知识",而要抛出问题,由学员自己去解决问题。只有经过不断地实践和练习,能够容忍不确定事情的发生,以学员为中心,不再急于纠正对方,才能进入 MIT 的门槛,踏入 MIT 的互动轨道模式,触摸到 MIT 的精神。

(3) 熟练度和灵活度不足的问题。在培训和应用 MIT 初期,尤其面对患者的各种实际情况,或者面对实际场景时,教师往往不能灵活地应用语言,脑海出现思维中断的感觉,如"不知道该说什么"了,总是觉得"一时语塞"。这就说明了对"反映性倾听"理解和掌握不足,尤其是猜测对方内心真实想法和困境的能力不足。在对方说话时,自己总是在想办法解决对方的问题,而不是将注意力集中在对方身上去探究对方的困境,听出对方的言外之意。究其根本,仍然是不能"以学员(患者)为中心",缺乏仔细观察、认真分析,对于患者稍纵即逝地展示矛盾心理的言语表述不敏感,没有听出来,或者听出来了但没有及时抓住;另外也说明心理学、行为学、社会学知识不足。改善和提高的策略除了加强理论学习,牢记核心的 ORAS 技能外;重点是不断实践、反思、总结,对每次培训活动认真回顾,分析自己每句话的使用时机、语言内容、说话语气是否恰当等,在实践中探索属于自己的干预风格、培训理念。

(4) 对经典的 OARS 的调整和理解。笔者在学习和实践的过程中感受到"反映性倾听"是 MIT 的关键。在耐心倾听的基础上评估患者的内心困境,及时、恰当地反映(说出来)是和患者建立信任关系、影响患者行为走向的关键。笔者将威廉·米勒动机式访谈的核心技术 OARS 调整为 ORAS,在实践中体会到 ORAS 更符合医患互动过程。因为在开放式提问后,患者开始描述病程,医生的应答不应该是"肯定(A)"内容,而应该是"反映(R)"性的语言。这个"反映"是在"倾听"基础上,脑海里猜测患者内心感受后的表述,需要表达真诚合作、相互信任的态度,突出了反映性倾听是 MIT 十二项技术中的重点和难点。反映的内容、反映的深浅、反映的时机都可以影响谈话的走向。因此在 MIT 的培训中,对反映性倾听需要加强培训,预先设计临床情境,给出患者经常使用的自我辩解的语言,模拟不同场景,让学员根据患者语言猜测患者的真实想法、内心困境,然后说出来,强化反映性倾听的语言表述。

（5）保持精益求精的探索精神。在熟悉了培训的内容，掌握了培训的节奏，激发了学员学习的热情，每次培训都能够得心应手地按照教学大纲熟练完成日常培训后，老师有时也会失去新鲜感，失去了进一步探索 MIT 精神以达到炉火纯青地应用的程度，把 MIT 当成改变和影响他人的工具的信念。

学无止境，成熟的 MIT 培训教师善于应用隐喻和非语言信息，更善于观察和总结不同环境下应用 MIT 的灵活性，做到给予每个学员有针对性的反馈。当对培训内容和培训过程越来越熟练后，老师可能无须多言，只应用表情、动作等身体语言就能传递出更加丰富的内涵。老师只需要设计更加贴近临床的场景，组织更多的活动，用灵活的、生动的场景来展现深奥的 MIT 原理，安排学员练习，让学员在实践中体会理论、掌握技能。对一些重要的概念、抽象的心理学现象，老师都可以通过使用恰当的比喻、隐喻、暗喻或加入非语言信息而使其变得生动。对真实案例进行剖析，可以使学员的印象更深，获得立竿见影的效果。

老师要不断挖掘医患（师生）双方的智慧，推演两者互动的程序，敏锐地发现对方的细微变化，仔细思考这些变化产生的原因，及时和恰当地反馈，肯定对方做得好的方面，使得对方从被重视、被肯定的氛围中体会 MIT 的积极意义。正如高明的舞者能根据音乐即兴编排出符合音乐节奏，彰显舞伴特长，呈现和谐、唯美的舞蹈，使双方都能从中获得美的享受和成就体验。

第三节　在培训中成长为培训师

任何理论知识转变成技能都是在实践中实现的，对于 MIT 的培训师也不例外。每次培训之前，培训师需要认真思考，提前做好准备工作，包括时间、地点、人员（服务人员、参与培训人员等）、内容、现场记录、突发情况预警、总结等。

一、组织和实施培训

1. 确定培训时间

对于初步了解 MIT 的培训，时长为 28 学时，分为两个阶段：初次培训为期 2 天，14 学时；间隔 1 个月左右进行第二次培训，为期 2 天，14 学时。可以根据被培训者的时间安排培训。

2. 联系培训场所

场所设置:50~60 m² 的房间、教室或者示教室,有桌椅板凳(最好是围坐形式),有投影仪、电脑、黑(白)板,有助手(帮助摄影、录音),可以准备些茶水、咖啡、甜点等茶歇。如果是讲堂式的教室或者会议室,最好不要太拥挤,以便于培训老师现场走动,及时来到学员身边观察或者解答问题。

3. 安排培训人员

培训人数以每次 15~20 人为宜。人数太多,老师难以照顾周全,不能及时关注每个学员的表情、动作和态度,而且练习时间不足,达不到培训效果;人数太少,气氛不够热烈,练习的内容也不够丰富。另外,希望每次到场的学员能够固定,如果学员缺席,需要在下次培训中补充其漏听的内容。

安排培训助手。培训助手可以是学员也可以是其他培训老师,其工作内容包括引导学员入座,为培训过程录音、录像,在学员发言时传递麦克风,及时发现部分学员存在的问题,以及帮助主讲者回忆和总结培训过程和内容,或者在实践操作时扮演患者角色等。

4. 设置签到表

在每次培训之前,要求参加培训的学员签到。培训师在培训过后尽快描述培训内容,撰写总结(表 4-1)。

表 4-1 培训签到及总结反馈表

培训时间	
培训地点	
参加人员	
活动内容	活动安排: 讲解内容: 参与情况:

(续表)

总结反思	现场表现： 培训师： 优点： 不足： 被培训者： 优点： 不足： 两者互动过程（包括表述的语言内容）： 反思： 培训内容和过程中好的方面、不足之处、需要改进的地方。

5. 对培训师的要求

形象：作为好的培训师，需要有掌控培训现场能力。形象对一个人来说具有重要的激发动机功能。MIT 培训师应优先做好自我形象的修饰，使得自己的外形符合培训师的年龄、身份、性格特点。培训过程中注意调整自身的肢体语言，采用令人舒适、放松、信赖的姿势。时刻关注自己所处的位置，选择一个能够看到全场的位置，能够在房间内向任何方向自由移动，并且能很快回到原来位置。有目的地在房间内向各个方向行动。创造视觉多样性，两眼不断地扫视各个方向和角度以及整个房间，抓住听众的注意力，行动稳健而有力量，避免身体过度摇摆和倾斜，给听众可信和有力的感觉。

姿势：培训中尽可能站着，而且站姿直立挺拔，双脚有重量，放松肩膀，把手放在身体两侧。肢体语言丰富而有分寸，并且与所讲的内容契合。手势要自然，与说话内容和情绪相辅相成，避免漫无目的的手势，避免习惯性、下意识的多余动作。要与所有的学习者做适当的眼神交流：与人对视时，保持大约 3 秒的目光接触，或者到一个句子或一个想法说完为止，然后转换对象进行下一次目光交流，根据交流对象的目光变换眼神交流的方式。

语言：培训过程中保持说得慢而声音清楚。使用适当的语气、语音并适时变换语速，尤其是对于需要强调的关键信息。用停顿和短暂的沉默来观察、等待被培训者的反应，观察其是否理解和掌握，以及对讲课内容的反应。要将授课过程录音和录像后反复观看，发现不合适的口头语。

二、理论和实践相结合

培训的过程分为三个阶段：理论讲解、角色扮演、实践操作。

1. 理论讲解

动机干预技术涉及诸多心理学相关理论知识。在理论讲解的过程中，多举例说明，讲述临床真人和真事（当然需要隐去当事人姓名）。讲解一个概念、一个技术内容，用时 20 分钟左右，把话锋转向学员，设置一个临床场景，要求学员采用刚才讲解的技术给予回应。如讲解了干预技术四"摘要和释义"后，设计一段患者的谈话内容，要求学员对该段语言进行总结，以加强对每个技术的理解和掌握。

2. 角色扮演

学员两人一组，由一名学员扮演医生，另一名学员扮演患者，进行练习。设计临床常见的需要行为改变的场景（如需要改变作息时间、增加运动、戒烟、戒酒、按时注射胰岛素、不滥用安眠药等）或者学员自己选择日常工作中遇到的与某个交流困难患者的谈话内容，用10分钟进行模拟干预练习。如果人数比较少，也可以让学员当众表演，其他人观摩。无论采用哪种形式，每次角色扮演结束后要即刻进行反思、总结和评述。首先由扮演医生角色的学员反思自己刚才用了什么技术，应用（说得）好的方面和不足之处，需要改进的地方；然后由扮演患者角色的学员反馈接诊的医生（对方）好的方面、不足之处、需要改进的方面；接着依次由其他观摩的学员发言；最后老师点评。老师将所有学员点评的内容以主题词形式写在黑板上，分为两部分：左边列出学员所说的好的方面、优点，或者老师认为符合MIT应用风格的内容；右边列出学员所说的不足之处和需要改进的地方，或者老师认为不符合MIT风格的语言内容。最后总结此次角色扮演活动。

老师的总结是娴熟而真实地运用MIT的时机。首先对学员的角色扮演过程和符合MIT的风格进行"肯定"；用MIT的"摘要和释义"演绎好的方面；用开放式提问启发学员思考自认为表现不足之处的内在原因；鼓励学员当面陈述，以"叙述疗法提高自我效能"。老师以学员为中心，以赞赏的肢体动作和语言真诚表达欣赏、与你同行、愿意竭尽所能提供帮助的态度，使得学员从内心深处感受到MIT的引导和启发精神，从而认同、接受、实践和掌握这些技术。

3. 实践操练

选择患有糖尿病、高血压等慢性病，同时具有吸烟、饮酒、超重等健康危险因素，病情平稳，表达清晰的患者。在征得患者同意后，邀请愿意配合的患者到培训现场作为访谈的对象。由一名学员访谈、其他学员补充，或者在场受训的学员轮流与患者沟通交流。现场访谈时间一般为半小时左右，在所有学员都和患者交流后结束。如有需要，老师也可以简短地和患者交流，演示应用MIT的过程，展示引导的谈话风格。

谈话结束后优先询问患者"请问您刚才在和我们的全科学员交流的过程中有哪些感受？在哪几段交流过程中您比较舒适，您愿意回答问题；在哪几段交流过程中您觉得不妥当，您不太想回答问题？"多数情况下患者比较客气，对和学员互动交流过程中好的方面能够给予客观评价，对不足之处往往忽略，或者委婉地表达自己感到疑惑的问题和期盼。

老师需要很机敏地记住患者的反馈，理解其真实的想法，然后当面感谢患者的积极配合和其对学员的指导,由助手引导患者离开培训场地。患者离开后,首先由访谈的学员逐一描述对刚才访谈过程的感受,陈述内容包括:对患者的情况的了解;自己的应对策略;反思自己哪句话说得好,哪句话说得不够恰当;如果下次再有机会与患者交流,需要做哪些改进。接着邀请其他人对在场的所有人的交流过程进行评述;老师将点评的内容凝练成主题词,写在黑板上。最后老师总结和点评每一位学员与患者访谈的过程,肯定与 MIT 风格相符的语句,点评与 MIT 风格不太吻合的语句;复盘老师和患者的交流内容,分析每句话的内涵;分析患者反馈的内容,以及老师观察到的患者的真实意思。

在师生的共同补充下,在大家各抒己见的语言互动中,MIT 的潜在精神得到展示:互相信任的人际关系,合作、接纳、真诚、启发的交谈风格,相互影响、相互促进,使每个在场的人员受到潜移默化的影响。此时如果能够安排第二位患者来到现场实践练习,可以直观地看到学员掌握 MIT 的技能、巩固 MIT 的效果。

三、培训、总结、提高、再培训

MIT 是两个人语言交流的互动过程,虽然有一定的理论基础,但是在实际操作中,过分关注理论概念和技术的合理性是不恰当的。帮助他人的干预者虽然在与对方互动交流,但是内心要明白自己谈话的目标是促使对方思考,促进对方心情愉悦,促成对方行为变化。虽然每次使用 MIT 时的场景、互动的人员、语言内容、需要改变的主题不尽相同,应用 MIT 的过程也不断变化,但谈话的风格和干预者希望助人的心态是不变的。经典动机干预主张谈话以引导风格为主,但在临床实践中,指示、引导、跟随的谈话风格是由谈话者灵活掌握、交替使用的。作为医生,恰当应用指示风格的谈话,顺应传统的医生形象,对依从性好的患者也有立竿见影的效果。作为培训老师,掌握了基本理论后需要不断实践,培训前做好准备、培训时专注、培训后总结,要时刻把注意力放在学员身上,深度理解双方内心的融洽度和协调性,体会双方语言技能和非语言技能所表达的微妙的隐性含义,将 MIT 的应用过程变得行云流水般流畅,让 MIT 的语言风格成为自身直觉的艺术,这需要反复实践、总结、提高,也是成为一名优秀的 MIT 培训师的必经之路。

1. 反复练习使得 MIT 内容简单化

爱因斯坦曾说"简单是终极的成熟","让一切尽可能简单,但不要简化"。为了让学员能够熟练而快速地掌握 MIT,老师不断组织培训活动,让学员在活动的实战中积累经验。培训选择的案例最好是临床场景,将工作中遇到的交流困难的场景和患者的语言引入培训中。老师将带教的理念和习惯贯穿在自己的一切临床工作中,查房时遇到某个问题就进行简短培训。例如慢性阻塞性肺疾病患者在谈论戒烟时的语言:

  患者:"我不是不想戒烟,吸烟的危害谁不知道啊? 可是我已经习惯了。这
     是个人习惯,难以改变。"

  在征得患者同意后,让学员就患者的语言用 MIT 的引导风格进行沟通。让每个在场的学员逐一应对。

  也可以就 ORAS 的每一个技能逐一练习,让学员先用开放式提问(O),然后应用反映性倾听(R)技术。同时让学员在练习中体会自己说话时的心境、表述的语气,想象其与谈话者的匹配程度,患者下一步可能采用的应对方式等。不要试图探索对方不戒烟的原因,要把注意力集中在谈话的过程和对方所表述的语言上,通过反复练习,使得看似复杂的应对变得简单易行,达到熟能生巧、巧能生慧的境界。如:

  使用开放式提问(O):

  学员:"那么您说说吸烟的危害是什么。"

     "您觉得在您身上吸烟的危害是怎么表现的?"

     "您觉得这个习惯是好习惯还是不太好的习惯?"

     "吸烟对您的危害是什么? 您是怎么看的?"

  使用反映性倾听(R):

  学员:"您觉得吸烟只是个习惯,而且对您影响很大。"

     "您对吸烟的危害很了解,您对自己也了如指掌。"

     "您虽然了解吸烟的危害,但是目前还没有打算戒烟。"

     "您虽然知道吸烟的危害,但是觉得这个危害离您还比较远。"

  使用肯定的语言(A):

  学员:"您总结得简单而全面。"

     "您概括了对吸烟这个行为的看法。"

     "您知道吸烟的危害,也想过戒烟的难处。"

     "您对自己的身体状况很满意,对自己的生活状态也很满意。"

  使用摘要和释义(S):

学员:"您对吸烟的危害了如指掌,对自己是否有能力戒烟也很清楚,但是目前您还没有下决心戒烟。您还在放任您的行为,为自己不能彻底戒烟找理由。"

"虽然您知道吸烟的危害,但看得出您还没有感觉到这个危害对您自己的影响,所以目前还不想改变。"

"您知道吸烟不好,但是一想到戒烟的难处,您就退缩了。"

"虽然吸烟的危害大家都了解,但是没有发生在自己的身上,总是有些侥幸心理,觉得这些损害离自己还很远。所以,还在为自己的习惯行为做辩护。"

…………

以此类推,设置多种场景,将不同场景下患者和医生互动内容描述出来,让学员逐一陈述、当众表达,以增强记忆,增强熟练度,增强信心。

患者:"我想减肥,我想少吃点,但是你不知道饮食对我具有极其强烈的吸引力。我的胃口很好,让我控制饮食真的很难,你们不能体会我的痛苦。不管它了!先满足口福,等到实在不行了,我再减肥吧。"

使用开放式提问(O):

学员:"您准备减重多少?您理想的体重是多少?"

"您准备怎样减?想过要通过什么方式减重了吗?"

"说说看您有什么样的痛苦是我没有体会到的?"

"当您想吃又觉得需要控制不能再吃了时,您是怎么想的?"

"'实在不行了'是指什么?"

"您能够接受的最坏结果是什么?"

使用反映性倾听(R):

学员:"每次您遇到美食就忍不住了,但是您内心还是在告诫自己不要吃。"

"您又想吃美食,又想要控制体重,所以内心充满矛盾。"

"您是想通过控制饮食来控制体重的。"

"'管住嘴'对您来说还是有点难度的。"

"您明白再不控制,最后的结果是很糟糕的。"

"您有点'破罐子破摔'的想法。"

使用肯定的语言(A):

学员:"您知道自己喜欢美食,所以努力控制自己。"

"其实您清楚地知道自己想要控制体重该怎么做。"

"为了减重,您很努力地克服很多困难。"

"您知道要管理好血糖(血脂、尿酸等),先要控制饮食。"

"您觉得自我约束的努力已经到了极限。"

使用摘要和释义(S):

学员:"您努力控制自己不要吃得太多,但是有时候要做到并不容易。"

"饮食控制说起来容易,做到难(S)。那么您打算怎么办?(O)"

"您觉得控制饮食有些困难,所以想使用些简单的方法,希望我们也能提供一些帮助,比如说药物(建议)。"

"您做了很多努力,但是控制得不理想,您有点泄气了。"

老师要培养自己的耐心,相信学员、相信患者、相信所有的学习者,他们天生具有创造力,具有充分的想象力,有自己的潜能;培训任务就是应用 MIT 激发学员潜能,发掘学员动机,让他们认识到自己的能力并且主动说出来。培训过程中,老师要充满热情,将对 MIT 的热爱、对学员的热爱,还有对患者的关怀都通过讲课过程中的态度和行为传递给学员,让其对学习经历难以忘怀。

2. 即刻反馈,善于总结

无论培训时间长短,无论培训内容是什么,在每次培训实践后都用开放式提问(O)的方式要求学员做自我总结。如:

老师:"通过这堂课你学到了什么?还有哪些疑问?请结合既往经验,把曾经使用过哪项技术说出来跟大家分享一下。今天学习的内容对你今后应用 MIT 有什么启发?"

老师要求学员逐一回答上述问题,并将学员描述的内容凝练成主题词进行总结,讲解其中深意,分析学员表现好的方面、不足之处和需要改进的内容,使用 R、A、S 技术总结重点内容,点评学员掌握情况。为了提高学员的学习兴趣,使学员加深对 MIT 的理解和印象,在不同阶段,老师可以询问下列问题,并要求所有学员就培训的内容和使用 MIT 的实践过程撰写学习心得。

老师:"什么是动机干预技术?动机干预有哪些具体技术?你对其中哪项技术印象深刻?既往你使用过哪项技术?虽然届时你可能还不知道它的名称。你对哪项技术还不是太了解?下面准备怎么做?打算先做什么?"

作为培训老师,快速提升自己对 MIT 应用能力和培训水平的方法之一就是在活动结束后尽快撰写书面总结。按照签到表(表 4-1)的格式总结"活动内容"和"总结反思"两个方面。

(1) 活动内容：包括活动安排、讲解内容、参与情况三方面内容。

① 活动安排：活动设定是否符合被培训对象的需求？在设定的时间框架内是否完成了既定目标？被培训者表现得是否投入？非常投入的学员所占的比例有多少？学员不投入的原因可能是什么？哪些方面需要改进？

② 讲解内容：MIT 的每项技术是否讲解透彻？学员掌握了多少？学员对心理学理论知识的了解是否清晰？给予的信息是否清晰、简洁、切中要点？讲解哪些内容时学员专注度高,讲解哪些内容时学员会有不同程度的分心行为？被培训的学员总体参与度如何？学员分心是个别现象还是普遍存在？如果是普遍问题,是讲解者的精神出现了疲惫、没有激情,还是讲座的内容过分理论化,深奥难懂,学员缺乏兴趣？如果答案如前所述,应该如何改进？

③ 参与情况：老师的讲解时间安排和由学员自己实践互动的时间安排是否合理、恰当？学员自我角色扮演的过程练习情况如何？参与度怎样？学员对真实患者在现场沟通的过程是否保持兴趣？整个活动各个环节的转换或者连接是否保持流畅？是否留出了充足的时间来回答问题和进行讨论？讨论的深度如何？学员有哪些顾虑？以培训老师的身份与学员交流和以医生的身份与真实患者交流的过程中角色转换是否自然？是否有不协调之处？学员从老师的演绎中感受到什么？

(2) 总结反思：首先,反思作为培训老师,是否以 MIT 的精神来培训学员,是否做到合作、接纳、真诚、启发；针对接受程度不同的学员是否保持了很大的耐心,调整心态,改变急于纠正、灌输的习惯。其次是对培训中应用 MIT 方法的反思,比如应用 ORAS 的次数、时机,对学员表现给予反馈的及时性和准确性,培训的严谨性和灵活性等内容。总结好的方面、不足之处和改进的策略。

3. 总结 MIT 的应用过程

在培训结束前,让每个学员进行自我总结。使用 ORAS 的核心技能,说出引导语：

老师："通过今天的学习,你学到了什么？还有哪些疑问？这些技术既往使用过了吗？以后该怎么应用？"

"反思一下今天自己的表现：哪些方面做得比较好？哪些方面做得还有不到位的地方？下次遇到相似的场景你会怎么说？"

"评价一下他人：现场参与的其他人哪些方面给你留下了深刻的印象？其他人在哪些地方做（说）得好，哪些地方做（说）得不是太好？如果换作是你，会怎么做（说）？"

只要有学员参与的活动，都要及时给予反馈和点评。最好在学员参与一段角色扮演对话后即立刻进行，而且让在场的所有人［患者（或者扮演患者的学员）、旁边的其他学员，还有老师］都参与，每个人从各自的角度发表自己的看法。通常学员讲述完后就会反思和内省，知道自己哪些方面表现得不太合适、哪些方面表现得比较好，自己需要修正哪些地方；如果同伴或者老师能够给予恰当而正向的反馈，就能更好地强化学员积极的品质。老师的引导、复盘能够让在场的学员，尤其是和患者交流的学员重新思考 MIT 的应用过程，留下深刻的印象。

每次培训后的即刻反馈、点评都能够使学员受到启发，尤其是参与的学员能够从老师的点评中获益，感受到 MIT 的趣味性，从而减少畏难情绪，提高学习MIT 的积极性，自觉矫正语言交流过程中的不妥之处。老师需要用 ORAS 的方式给予学员正向反馈，自始至终都以欣赏、期待、赞许的非语言信息（赞许的目光、鼓励的眼神、频频的点头示意、竖起大拇指），以及"非常好！""恰到好处！""很棒！"等正向赞美语言表达"肯定"（A）的技术。老师发自内心地表现出热爱 MIT、热爱学员的态度，能够极好地诠释应用 MIT 技能的过程。学员讨论越多，老师长篇大论的评述就会越少，更加凸显了应用 MIT 核心技能 ORAS 的妙处。当然，老师需要敏锐地根据学员对 MIT 的掌握程度和应用 MIT 的灵活程度，发现其中存在的共性问题，做出调整和引导；或者把大家都认为困难的点单独拎出来，进行理论的复习、实践的再演绎等；或者由大家自由讨论，通过学员的评述和反馈，认清各自应用 MIT 技术的困难之处，老师再以启发的方式引导学员思考、理解透彻，从而打通各学员心中认为的堵点。即刻反馈和活动复盘能快速提升学员的理解和应用能力，增强培训效果。

老师也通过撰写总结反思培训准备情况，回顾培训过程，分析语言应用、培训效果等，以改进和提高自己的培训能力。

4. 撰写学习应用心得

每次训练结束后，需要被培训学员就培训过程、培训内容写出应用心得体会。撰写反思心得对学员从深层次上认识 MIT 有很大帮助。

学员最初的体会是很难：

"我不知道该问什么了。"

但是学员在实践中很快就能够应用开放式提问与人交流,从而感受到MIT的神奇:"我家里有个年长我十多岁的亲戚。他很孤僻,朋友很少,而且说话直率、呛人,容易发火,所以大家远离他,不与他交往。暑假某次家宴上,他又发了脾气,大家都躲开他了。我恰好坐在离他不远处,心里有些害怕和厌烦,但是我突然想到了MIT培训老师教我们的开场五句话,就试着对他说:'你有不开心的事情?'他一愣,看看我没有说话。我接着说:'能说说吗?'他还是没有理我。我就往他身边靠近了点,小声地说:'刚才发脾气的时候是怎么想的?''你看看我能帮你做些什么吗?'没有想到,这几个问题一下子改变了他。他态度变得温和起来,说话也平和了,和我聊了很久,这在以往是不可思议的事情。我非常惊异于我的能力和'开放式提问'这个谈话方法的功效。"

有社区工作的全科医生经过培训后认为:"社区里来就诊的老年患者很多,很多患者思绪不是很清晰,会讲一些与疾病无关的话,而且反复述说。以往我总是不知道如何打断患者。通过学习'摘要和释义',我明白了要对患者说过的中心内容进行总结,然后用通俗的语言反馈给患者。试用后非常有效。"

有全科学员在临床实践中应用MIT后谈了自己的体会:"动机干预技术除了能在医学方面应用外,很多技术还可以应用于人际交往方面,让我们能够在与他人交往的过程中迅速拉近双方的距离,从而能够在日常的人际交往中如鱼得水、游刃有余。"

有学员在学习MIT后进行了反思:"作为一名医生,在紧迫繁忙的接诊工作中,我依仗着自己自认为相对专业的医学背景知识,较容易给患者'贴标签'。其实这样并不能表现出自己医术高超,反而容易引发误诊,因此导致了很多患者的就医感受不是特别好。"

有学员总结了学习和应用MIT的体会:"我把临床工作中遇到的患者分为两类。一类是愿意积极和医生交流健康问题的患者。他们讲话的态度诚恳,希望得到医生的帮助,但是他们的问题很多,好像希望在短暂的时间内让我把所有知道的医学知识都告诉他们。学习了MIT后,我知道了,面对这些患者事实上要使用'聚焦问题'的技术,让患者主动关注目前最需要解决的问题。另一类的患者在我看来是'小题大做'的患者。从客观上评判,他们的健康状况很好,只是有些小问题就不断就医,反复刨根问底地询问,为他们解释了他们也听不进去,好像自己得了不治之症一样。既往对这些患者我非常不耐烦,而且没有很好的办法去应对他们。学习MIT后,我明白了,对具有心身问题或者健康焦虑的患者,重要的是医生有耐心。我现在再遇到这样的患者,心情平和多了,能够耐心地听他们说完,而且用'摘要和释义'的方法把他们说的话重新说给他们听,我明显地感觉到患者没有以前那么焦虑了。"

书写学习和应用心得能够让学员更进一步理解 MIT 的精髓,保持开放、包容、合作、真诚、启发、促进的态度,认识自我,接纳自我,提高自我效能。从而以相同的心态面对患者,积蓄力量,帮助患者。

第五章

培训内容及培训过程

第一节 培训内容

一、理论内涵

威廉·米勒和特蕾莎·莫耶斯（Theresa B. Moyers）的培训建议中认为，学习和掌握动机式访谈需要从理论到实践理解并掌握八个方面的内容。笔者根据其中心思想，结合应用于医患之间的实践经验，将培训中需要掌握和理解的内容总结如下：

1. 理解 MIT 的整体精神

首先需要理解的是患者而不是医生需要行为改变。全科医生的工作是帮助患者改变行为。因此 MIT 是一项医患双方合作、具有联盟性的工作。全科医生需要一种开放的思维态度和工作方式，尊重服务对象的自主权和自我意识，更多地使用启发、引导、唤起性语言，而不是直接的给予、要求、强制性语言。在与患者沟通的过程中探索患者优秀的品质、改变的动力和能力，了解影响患者改变的原因和阻碍因素，理解其困惑或不足，从患者的经验和兴趣点出发来帮助患者，而不是以医学专家的身份居高临下地给予患者指导。

2. 掌握核心的 ORAS 技能

在传统的医患关系中，医生希望患者能够听从医生，遵从医嘱。而在基于行为改变的健康教育中的医患关系中，以医生为中心的模式难以对患者产生影响，必须采用以患者为中心的沟通方式。ORAS 是动机干预的核心技能，而其中最关键的是"反映性倾听"技能，也就是在开放式提问后，耐心倾听患者叙述的基础上回应患者的那一句话和那一部分内容。"耐心倾听"是给患者提供一个支持性、包容性和开放、轻松的氛围,使患者能够安全地探索自己的经验、困惑和矛盾心理;"恰当地说"是认真倾听患者述说后,理解患者内心的真实困境后所表达的内容。熟练而恰当地应用"反映性倾听"(R)的核心技能,可以促进医患双方就行为改变建立紧密的合作联盟,帮助患者认真思考健康与行为间的关系。

3. 评估患者行为改变的阶段

有能力识别患者的语言的内在含义;能够识别改变性语句和持续性语句;能根据患者的语言和态度,评估出患者行为改变所处的阶段是意向前期、意向期、准备期、行动期还是维持期。每个阶段都有促进改变的因素和阻碍改变的因素,确定所处阶段后可以使用"聚焦问题"的技术进一步探讨。

4. 启发改变性语句

通过 ORAS 引导患者说出改变性语句,及时捕捉改变性语句和承诺。理解患者语言中所含有的行为改变的欲望(D)、能力(A)、理由(R)和改变的需要(N),判断患者说出 DARN 是行为改变的信号还是阻碍行为改变的内在困惑。通过叙事方式挖掘患者的正向品质,引导患者向着改变的方向更进一步,做出对行为改变的语言承诺,强化其承诺性语言的力度。尤其对于反复多次难以改变的顽固性行为,当患者语言在矛盾的顶端纠结时,医生需要机敏地用 ORAS 的语言,启发患者向着行为改变的方向更进一步,说出 DARN 语言。

5. 识别矛盾心理

和改变性语句相对的持续性语句也会阐述欲望、能力、需要和不改变的理由(DARN)。医生需要客观而冷静地思考患者持续性语句中内在的矛盾心理,以理解和尊重的方式回应(反映)患者的持续性语句中的欲望、理由、能力、需要,而不是强化或者面质这些持续性语句。医生需要培养耐心,机敏地采用开放式提问(O)让患者叙述,并且在不经意间给患者灌输希望,从而提高其自我效能,找到积极解决矛盾的方法,而不是让患者反复困顿于内心的矛盾中不能自拔。

6. 制订改变的具体计划

在评估患者行为改变阶段,当患者语言当中出现改变性语句时,要及时识别并恰到好处地询问"您打算怎么做呢?""对刚才想改变的想法,您准备具体怎么做呢?"然后根据患者对改变的准备情况与患者讨论,并制订出患者能够接受、由易到难、可以立刻实施的具体改变计划。

7. 巩固承诺

在患者说出改变性语句,并且承诺改变、有改变的具体计划时,医生与其的交流最具有艺术性：既要有能力激发患者对行为改变的坚定决心，对具体实施方案做出越来越强有力的承诺；又要与患者预先交流可能遇到的困难，讨论应对困难的措施；还要确保措辞不至于引发患者的畏难情绪，以免其出现知难而退的语言和行为。

8. 灵活应用干预策略

全科医生要保持医生的专业素养，包括使用药物减轻症状，进行健康知识的普及和传播等；同时灵活地应用医生固有的形象和语言的治疗作用，将 MIT 风格与其他干预方法相结合，并在 MIT 和其他方法之间灵活转换。这使得全科医生身兼数职，将教师、医师、健康管理师、心理咨询师、慢性病干预者，甚至患者的"知心朋友"等多重角色演绎得淋漓尽致、恰到好处，充分彰显了全科医学是科学和人文的完美结合。

二、核心技能

希波克拉底说过："了解你的患者是什么样的人，比了解他们患了什么病要重要得多。"日常工作中，了解患者是什么样的人，要比了解他们患了什么病难得多。对全科医生进行培训的重要内容是教授评估患者的技能。

评估患者是怎样的人，有什么健康问题，并与其建立合作信任关系，根据需求提供恰当的医疗帮助，是 MIT 的核心技能。

全科医学的基本原则是从健康问题出发，以人为中心、以家庭为单位、以社区为基础、以预防为导向的健康照顾，以团队合作形式为居民提供综合性、连续性、可及性、协调性健康照顾服务。其中"以人为中心的照顾"(patient-centered care)的概念，在《WONCA 全科医学词典》中的描述是："生物-心理-社会医学模式指导下产生的新的卫生服务模式。医护人员在接诊时将患者看成整体的人，充分尊重每一位患者，正确处理治疗疾病与管理患者的关系。在诊疗中须同时了解患者的病情、就医背景等，并做出整体评价和制订个体化的干预计划，并与患者协商、获得其认可，尽力满足患者的卫生需求。"

全科医生的行为举止要获得居民和患者的悦纳，不仅需要具备可靠的专业知识，还要具备由内而外的人文素养。这两点是尊重患者、建立信任关系的基础。全科医生在诊疗行为中表现自信、可信赖是第一要务。在应用 MIT 的结盟阶段，全科医生通过观察和询问病史，获得患者信息，对患者的问题进行反映，为提高患者对后续干预治疗的依从性建立基础。本书上册"干预技术之一：开放式提问"部分内容详细介绍了面对首诊患者,尤其是症状性疾病患者时使用的五句内涵递进的开放式提问,包括:①我能帮您做什么?②请详细讲讲是怎么发生的。③还有什么其他问题吗?④您有什么担心的?⑤您希望得到什么帮助?就患者来诊的主要问题、症状发生的过程、患者感受或者担心、希望和诉求等方面进行全面评估。评估患者是实现"以人为中心"的核心能力。评估和干预是MIT的两只手:一只手通过提问和倾听获取患者全面的信息,评估患者是怎样的一个人;另一只手则根据患者是什么样的人,给予患者信息,推动(干预)患者改变认知、改变行为。认识患者,不仅要知道个体的差异性存在于生理和心理两方面,还存在家庭背景和社会性差异。

1. 评估方法

医生的基本功是望、触、叩、听(中医称为望、闻、问、切),其中望诊最重要。威廉·詹纳(William Jenner)说过:"不会观察的人比无知的人犯的错误更多。"美国作家里奥波特·柏拉克所著的 *Reading Face*(中译本名为《心理学家教你相面术》),该书列举了大量解读名人面孔的案例,尝试破译面孔之下的性格密码,认为"通过学习如何更好地解读他人面孔,可以获得有用的洞察他人品质和个性的能力。通过解读自己的面孔,可以更了解自己,能够懂得如何给别人留下深刻的印象,并准确掌握别人对自己的看法。由于提高了自我意识,能够改善自己和他人的关系"。

在日常工作中,当患者进门就诊时,医生的评估就开始了:一眼望去,就对患者的性别、体型、大致年龄有所了解;看患者的穿着打扮评判其生活水平、职业特点;听口音判断患者是哪里人,猜测其生活、饮食习惯;看患者谈吐、遣词判断其文化程度;观察患者表情、神态、语调,了解其情绪、心理;根据患者动作、语音、语速,判断其病情轻重缓急;根据患者的表达方式判断其性格心理特征;看患者的面色和神态,猜测其患了什么病;观察陪同人以及患者与陪同人的互动,猜测患者家庭是否幸福等。约翰·华生的行为心理学研究认为,探究一个人的人格特征需要从他的教育背景、成就过程(工作经历和成就)、使用心理测试量表的情况、业余时间和娱乐活动、在实践条件下的情感特征(观察其朋友以及社会支持系统)等五个方面评估。

当前家庭医生签约制度还在探索性实施阶段。国内的医疗现状仍然是患者首诊具有很大的自主性,就医流动性较大。在短时间内能够准确评估患者是什么样的人,选择与之相匹配的方式进行交流,是增进患者对全科医生的信任、吸引居民选择基层首诊的方法之一。全科医生需要完善自我、提升修为、善用感官、仔细观察、认真思考，提升准确评估患者的能力。

2. 评估内容

包括患者身体情况(根据患者年龄评判其身体机能、健康状况、可能患有的疾病等)、心理特点(结合观察和沟通，评估患者的智商与情商、气质与性格、需要与动机、情绪与压力等)、中医体质(平和质、气虚质、阳虚质、阴虚质、痰湿质、湿热质、瘀血质、气郁质、特禀质等)、家庭状况(遗传疾病、家庭结构、生活习惯、价值观念等)、社区环境(所处环境、文化习俗、健康资源、服务网络等)、社会背景(所在团体、经济状况、社会支持、保障体系等)。在询问病史和与患者交流的过程中观察和评估患者，确定患者的问题和诉求。

三、增强培训效果的技能

1. 及时和全面地反馈

反馈，是控制论的基本概念，指将系统的输出返回到输入端并以某种方式改变输入，进而影响系统功能的过程。以人体的神经反射活动为例：外界刺激(输入)作用于感受器(人类的感官，包括眼、耳、鼻、舌、身)之后产生兴奋，沿传入神经传递给大脑中枢，再沿传出神经控制效应器(身体器官)的活动(输出)；效应器的活动情况又作为刺激信息(输入)反作用于感受器，进而通过大脑中枢的调节影响效应器的活动(输出)。根据反馈对输出产生影响的性质，可将反馈区分为正反馈和负反馈两类。给予正反馈时，对方获得信息后会更加强化输出；如果得到的是负反馈，对方就会减弱输出。

在 MIT 培训之后，培训老师及时调动在场的所有人对刚刚结束的培训内容进行全面、多角度的反馈。要做到及时、即刻反馈，在学员实践结束后不要拖延时间。即刻反馈的好处是使得学员快速回忆，不至于忘记刚才观察的内容或者刚才所说的话，甚至脑中一闪而过的想法；要让每个在场的人都发表自己的看法，描述刚才发生的人际互动过程以及感受，评述优点或者不足。老师需要强调的是每个人的表述代表各自的感知觉内容，没有对错和优劣之分，只评判二者交流过程中的匹配性，以及表述内容与环境、情境的匹配度，并且鼓励有不同意见或者存在负面信息的表述。老师要以身作则，表现出开放、包容、谦虚的心态，让在场的每个人畅所欲言；鼓励被评述的学员培养豁达的心态，对评述和反馈的内容批判性地接受，不当面辩解和反驳。老师需要对学员的积极表现(如观察仔细、深入思考、积极提问等)给予正反馈(如鼓励和赞许),引导学员增强学习兴趣,启发学习动机,增强培训效果。

老师反馈的时机和方法:

① 发出明确的信息,向对方提出反馈的要求:

老师:"我们现在总结和回顾刚才这段互动过程,大家相互点评一下!"

② 无论自评还是他评的反馈,优先评价积极的一面:

老师:"先自我评述,然后点评你觉得印象深刻的人和谈话过程;先从好的方面进行评述,然后谈一谈你认为需要改进的地方或者不足之处。"

③ 老师的反馈遵循"同意、总结和建议"原则:

老师:"我同意你刚才有关……的表述,而且你在……方面还做得很好。不过就……方面,我建议……可能更好。"

④ 探索需要改进的领域:

老师:"你领悟得很好了。你认为下次再遇到这种情况你怎么做会更好?为什么?"

⑤ 启发个人反思:

老师:"你对大家反馈的内容有什么想法?通过反馈你学习到了什么?得到了什么启发?"

2. 不断启发反思

反思,顾名思义,是"反复之思、反向之思、反身之思"之意,是回头看、自我审视和反省的过程,即:回顾刚才发生的事情,从中总结经验教训,以备未来改进之用。

教师在教学活动过程中和教学之后,将教学实践的内容、行为、效果等作为思考对象而进行全面、深入、冷静的思考和总结,对教学活动过程中的行为决策以及由此产生的结果进行审视和分析,是教师专业发展和自我成长的核心因素。因此,教学反思是一个优秀教师成长过程中不可缺少的重要环节。著名教育家、华东师范大学教育学终身教授叶澜曾说:"一个教师写一辈子教案不可能成为名师;但如果一个教师写三年教学反思,就有可能成为名师。"

作为临床带教师资,虽然与专职教师有所不同,但是要提高自己临床带教能力和讲课水平,同样需要不断反思:反思自己的培训行为,对整个培训过程(包括课程设计、讲课过程、启发行为、师生互动过程等)进行回顾、分析和审视,总结得失与成败,养成自我反思的意识和自我监控的能力。培养学员养成反省的习惯。反思所得,努力发扬长处,发挥优势;反思所失,汲取教训,弥补不足;反思疑惑之处,加强深入研究,解惑释疑;反思难点,争取有所突破、化难为易;反思有无创新,做到精益求精、炉火纯青。

具体启发学员反思的方法:

① 使用"开放式提问"引导反思:

老师:"刚才对话的过程中你做了什么?你学到了什么?你认为自己哪些方面做得好,哪些方面做得不够好?下次遇到相同情况你会怎么做?你认为自己还欠缺什么,需要补充学习什么?你会如何学习?在什么时间完成上述学习?"

…………

② 或者按下列顺序循环提问:

体验(experience):"你看到了什么?做了什么?"

反思(reflection):"你刚才做对了什么?还有哪些做得不是很恰当?"

理论(conceptualization):结合学员表现,对照理论分析存在哪些问题。

规划(plan):"下次应该怎么做?"

③ 用结构性问题引导讨论:

老师:"通过学习,你学到了什么?你还有哪些疑问?有无相同和相似的经历跟大家分享?这次学习对你今后工作的启发是什么?"

在现实中反思是困难的。因为每个人都具有稳固的心智模式,都有天然的维护自我价值的特点,很难认识自己。缺乏知识、经验不足会限制人们的反思、反省活动,尤其会让人很难认识到自己的不足。因此老师要善于引导,让学员在每次培训后在轻松愉快的氛围下进行反思,并适应当众表述反思内容的培训方式。

反思过程要求在场的每个学员都参与。老师列出要求反思的内容,在学员阐述时认真倾听,不打断、不批评、不指责、不纠正,无论所表述的观点是什么都鼓励其说下去,然后将某些被认为"有偏颇之处"的观点单独列出进行讨论,让其他学员也参与这个话题,进行更加深入的探讨。

老师:"你从这次活动中学到了什么?你最大的收获是什么?如果可以把这个活动再做一遍,你会有什么不同的做法?最具挑战性的是什么?你觉得自己被困在哪里了?什么是容易的?什么让你感觉特别好?你会把你感觉好的语言、方法、内容带到你的工作或生活中去运用吗?"

"你说非常认同患者的感受:'觉得被人劝诫是非常糟糕的事情,劝别人的人都是爱管闲事的人'。你对这句话是怎么想的?"

"你认为劝患者戒烟,费了很多口舌,出力不讨好,患者还不爱听,还不如直接给他开药来得简单。大家对这个说法和做法是怎么想的?"

老师引导学员反思的过程既是集体讨论、头脑风暴的过程,也是师生之间沟通和合作的过程。在每个人表述的过程中形成了多种多样、多层面、多维度的沟通情境和关系。培训老师以开放、亲和的态度,妙趣的语言启发学员开动脑筋,活跃气氛。在反馈中重新复习 MIT 技术,每个人都是自己或者他人的镜子,从其他人身上看出自己在学习和掌握 MIT 过程中的优点和盲点。通过每个人表述,增强同伴间学习和每个人实践的效果,使得在场的人彼此敞开心扉、相互理解、相互接纳,建立合作的关系,同时也促使学员包容他人,减小了人际互动的阻力。学员在反思中探索不同人之间内心的想法,解决矛盾,发展不同的、差异性的语言技能,从而在实践中建立起自己的 MIT 系统应用框架。

3. 比例尺应用

学习和掌握比例尺的应用。为了更加直观地理解和量化患者的动机尺度、行为改变的准备程度,判断行为改变的重要性和自信心等,可以使用比例尺来评判。

在询问患者是否有想改变的动机时,询问的方法:

医生:"打个比方,我们有把尺子,如图 5-1,上面有刻度 0~10。0 表示您一点也不想改变,不想戒烟(运动),而 10 表示您非常想戒烟(运动)。那么您现在想改变的愿望是什么数字?"

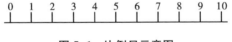

图 5-1 比例尺示意图

重要性:"您认为减重对您来说有多重要? 如果 0 代表一点也不重要,而 10 代表非常重要,您会选择几?"

自信心:"您对这次戒酒成功的把握有多大? 您有多少信心能够戒酒成功? 如果 0 代表没有信心,而 10 代表非常有信心,那么您的信心是多少?"

如果患者描述了某个中间数字,如 3、4、5、6 等,通常追问时最好使用更小一点的数。当医生询问更小一点的数字时,患者解释为什么说出这个数而不是更小一点的数,所用的是想改变的语言,是改变性语句;而如果医生在追问时使用大一点

的数,患者解释时往往会说出困难或者不想改变的原因,使用的是持续性语句。如:

医生:"您认为您目前想改变的动机是3,那么为什么不是2或者1呢?"

"您认为戒烟重要性是4,那么为什么不是3或者2呢?"

"您对这次自己能够减重的信心是5,那么为什么不是3呢?"

患者:"你们都劝我,如果我说一点也想不改变好像也不好吧。那样我不就成了老顽固了?"

"目前我还没有戒烟的想法,但是我也知道吸烟有害,家里人也不断劝我戒烟,只不过我现在没有感觉不舒服,所以重要性我就选数字3或4。如果我年龄再大些,身体不舒服了,我就会认为非常重要,就会选8或9。"

"虽然我没有戒烟的想法,但是也会减小吸烟的量,只不过完全戒烟是很困难的,我只想尝试着戒烟。所以戒烟成功的信心我会选5。"

"我没有戒烟的想法,怎么可能有戒烟成功的信心?我只能选5,而不会选7。"

应用比例尺形象而生动,患者容易理解,形式也比较活泼,能够帮助医生很好地理解患者真实想法,学员也更容易掌握。

第二节 培训过程

一、培训类型

笔者参考了动机访谈培训师网站(MINT)的培训手册,根据实践培训经验,结合MIT培训师的成长过程,将MIT培训类型分为以下几类:

1. MIT简介培训

讲解MIT的基础知识。学员熟悉MIT的基本精神和原则,熟悉相关的疗效证据,直接体验MIT的方法,并与其他方法进行对比。所需时长6~8小时。

采用上理论课、讲座的形式。将MIT的概念、原理、发展和现状讲解清晰,需要6个学时。若补充MIT的精神内核、来源的理论基础以及MIT中相关的心理学知识等相关内容,可以根据听众需要或者培训对象的知识储备情况适当延长培训时间。理论授课的内容较为抽象,因此对培训师自身的授课能力要求很高。培训师首先需要掌握MIT的精神,其次要以学习理论联系实际的授课方式,将深奥的心理学原理用学员听得懂、能够理解的语言进行表述,并且将其与临床工作中的实际案例结合,将抽象的理论案例形象化地展示出来。对于学员难以理解的内容,培训师不急于给出答案,而只抛出问题,要求学员去思考、寻找答案。

2. MIT的应用培训

学习MIT基本精神,学习具体应用的实践指南,并对具体应用进行直接的练习和实践。所需时长约8小时。

比如针对"开放式提问"培训,除了讲解基本的概念外,注意还需提醒学员提问要有方向。开始与患者接触时的问题多数以收集病史资料为主,包括患者生活史、个人史、家族史等内容。其次是详细了解患者来诊的目的、问题、担心、想法、需求等,在培训现场组织学员两人一组,针对询问病史的五个问题反复模拟训练。如果医患关系已经建立,成为合作联盟,对患者使用开放式提问需要具有暗示性和引导对方思考的目的性。问题的深浅取决于双方的信任关系,也取决于双方的身份地位和知识背景。双方信任程度高,可以适当追问,引发对方思考;或者对方理解力强,有改变的可能性,医生给予深层次的引导,而不停留在单纯理解字面意思的阶段。医生需要机敏地感知对方的情绪,掌握谈话的层次和递进的节奏。实践中,开放式提问和封闭式提问要交替使用。过多地使用开放式提问,所获取的信息容易分散,不容易聚焦具体的问题;过多地使用封闭式提问,会使患者陷入被动回答中,有压抑感和被讯问一样的感觉,其自我表达的愿望和积极性就会受到压制,继而沉默不语。

3. 临床培训

学习MIT的基本临床风格,根据临床患者进行核心技能(ORAS)练习和实践,识别、体会和帮助解决患者矛盾心理,练习应对持续性语句和改变性语句。所需时长为2~3天,或者采用多次分阶段培训。此阶段对于临床医生来说需重点培养耐心,学习倾听患者矛盾心理的表述,关注患者内心想法、困境,识别和评估患者价值观,敏锐地捕捉到患者的自我效能,用语言启发患者的自我效能。

4. 高级临床培训

在灵活应用MIT的基础上,培训更多全科医生掌握MIT。能够讲解MIT

应用风格,并能够对应用 MIT 的方式和风格进行评述和反馈;能够指导学员学习 MIT,评价 MIT 应用能力,指导学员对应用不足之处进行改进,保证 MIT 使用的保真性。所需时长约 2~3 天,分阶段培训。

5. 培训师的培训

学习一系列灵活的技能和方法来帮助他人学习 MIT。用 MIT 方法来培训学员,包括理论知识和实践技能。要求能够观察和识别出学员应用 MIT 过程中存在的不足,理解其不足的原因;灵活地根据培训对象设计和调整培训方法;更新 MIT 和培训的知识,了解最新进展,并且应用于临床和培训中;利用日常培训方法不断提升培训对象的 MIT 能力;参加国际 MIT 培训师网络培训等。所需时长 3~4 天。

二、培训过程

1. 日常培训

有人聚集的地方,就会有语言沟通的需要。MIT 是一项语言的技能,是两个不同个体之间语言互动的过程,是一种语言交流的风格,不存在统一、完全一致的语言内容。因此掌握 MIT 需要不断实践、操练。作为培训老师,要及时发现临床中的问题,随时引导学员思考和练习 MIT。也可以专门组织相应的场景,设定培训目标,给出题干(尤其是临床中遇到有沟通困难和障碍的案例),在讲解其理论和背景之后,特意安排 5~10 分钟进行刻意练习,让每个学员与同伴对练。在学员练习时,老师需要巡视、观察、督导学员完成练习任务。

临床工作中经常会遇到需要患者改变的场景。作为带教老师或者培训师,需要敏锐地觉察到临床沟通的意义。因此,可以在床边或者在病房走廊中对全科学员进行培训,设计学员练习的主题,要求学员实践练习,然后总结谈话内容。

案例 1

全科医生认为患者的女儿照顾患者不是很尽心。但是患者女儿认为自己这么大年龄(60 岁),来照顾 87 岁的母亲已经很不容易了。虽然当年父母对她有很多不好和不负责任的行为,但是到了母亲的最后阶段,她的照顾已经很尽心了。对于医生认为她没有照顾周到,她感到委屈和不满。管床的住院医生认为患者女儿在狡辩,不知道该怎么和她沟通。

老师:"设想一下,你今天遇到患者的女儿了,该怎样接着与她交流,使用ORAS的核心技能。"

学员:"您有点埋怨您父母?"(O)

"您有点埋怨您父母。"(R)

"您觉得他们当年很不负责,而您现在已经很负责任了。"(R)

"他们的教育方式对您现在有什么影响?"(O)

"您觉得您已经做得很好了。"(R)

"您的责任心驱使您现在照顾她。"(A)

"您尽到了做子女的责任。"(A)

案例2

患者男性,63岁,因为"右侧肢体偏瘫、失语半年,发热3天"来诊。患者半年前因右侧肢体偏瘫、失语而明确诊断为"左侧颞叶及基底节区脑出血",经治疗后遗留有活动不能、卧床、失语、饮食困难、饮水呛咳,近日咳嗽、发热,以"肺炎"收住院治疗。既往有高血压病史10余年,未规律用药;吸烟史30余年,每日1包,半年前生病后未再吸烟。患者儿子33岁,在医院照顾父亲。医生查房时与患者儿子交流,看到其身体偏胖,并且闻到其身上浓烈的烟味。医生作为临床带教老师,希望住院医师就患者的儿子存在的健康危险因素给予指导,避免单向教育。希望住院医师使用ORAS方式与其沟通,特别强调尊重其自主权。

学员:"您刚才出去吸烟了?"(O)

患者:"是的。"

学员:"您一个人照顾您父亲很是辛苦的。"(A)

患者:"还好吧。我妈妈身体不好,我们两个轮换着,她白天看着,我晚上看。没办法,没有其他人,这是我应该做的。"

学员:"您父亲生病(脑出血)半年来,生活不能自理,这给您的家庭带来了很大的经济负担和照顾负担。"(R)

患者:"平时都是我妈妈照顾,我雇了个钟点工,帮助我妈。我一直在外面挣钱,我又才生了小二子,家里开销很大。这几天天气特别冷,他(指着父亲)就感冒了,发热、咳嗽。本来想在家吃点药,但是昨晚上高热不退,我妈妈着急就打120救护车送到急诊。测量体温有39.7℃,再不送来就晚了。"

学员:"您现在是家里的顶梁柱。"(R)

患者:"唉。"

学员:"您家中有脑血管病家族史吗?就是您爷爷、奶奶辈有人患有脑卒中吗?"(O)

患者:"没有。"

学员:"您认为您父亲得病的原因是什么?"(O)

患者:"主要是高血压病吧,没有好好吃药,还喝酒。医生说的,都是诱因。"

学员:"您父亲得了脑卒中,对您来说是脑卒中的危险因素(告知),您需要预防脑卒中(告知)。您知道还有什么危险因素吗(O)?"

患者:"不知道。"

学员:"我看您还是比较胖的,您体重有多少?"(O)

患者:"85公斤。胖也是脑卒中的原因?"

学员:"您有高血压病吗?您喝酒吗?"(O)

患者:"我父亲生病后我就测量过血压,医生说临界,让我注意点,让我少吃盐、减重、多测量。刚开始我还注意点,但是家里事情太多,最近又忙,所以没有在意。"

学员:"您是抽烟的,每天抽多少?抽了多少年了?"(O)

患者:"我知道抽烟不好,但是抽烟也能引起这病?"

学员:"您愿意听我多说几句吗(O)?您肯定不希望像您父亲这样(R)。"

患者:"当然了。"

学员:"脑血管病的危险因素很多,但是90%是可以控制的,比如高血压病、肥胖、高脂血症、糖尿病、吸烟、过度饮酒、缺少运动等;还有10%是不控制的,比如家族史和性别,男性更容易得脑血管病(S、告知)。看看您有几个危险因素(O)?"

患者:"按照你这么说,是不是我就很危险了?"

学员:"有危险因素容易发病,但是您还年轻,及时改变能够降低发病率(告知)。您觉得您需要改变吗?要改变什么(O)?"

患者:"其实,我父亲刚刚得病的时候,我受到的打击很大,我也非常重视自己的身体了,但是过后有点松懈。最近实在是压力有点大,所以烟也抽得多了,运动也没有规律做了,体重又增加了。我需要好好想想,好好规划一下该做什么、不该做什么。谢谢你，医生！"

学员："好的，有什么问题我们过后再聊，您有什么疑惑也可以随时找我。"

2. 专题培训

询问病史是全科医生的基本功，因为基层医疗机构缺乏高精尖的仪器设备，80%的健康问题需要通过全科医生问诊发现。因此针对初诊患者进行五句开放式提问(O)的培训，以及相应的全科医生反映性倾听(A)的技能需要反复训练。老师设计培训场景，由学员自主发挥。

老师："下面我们进行角色扮演，练习刚才讲解的理论和技能。你们两人一组，自主决定谁是患者、谁是医生。如果你扮演医生，练习使用ORAS风格的语言。首先收集对方的资料，使用询问病史的五句开放式提问，对方回应后，评估出对方的内心想法和矛盾点。这不是为了急于解决问题，只是尽可能地理解它，尽可能地使用刚才学习的ORAS技术中的一种。扮演患者的人可以说自己有任何不舒服，如'头昏、失眠、乏力、不想吃饭'等，这个不舒服可能是由行为导致的，比如熬夜、不运动、吃过量的生冷食物、吃油腻饮食、酗酒、药物成瘾等，想和医生讨论解决这个不舒服。用时10分钟，练习这个对话，使用ORAS技术。如果你们提前完成了，可以互换角色，继续练习。等我叫停后，我们一起复盘并讨论你们完成的情况。"

当学员练习时，老师需要注意环视四周，关注学员练习的情况。对坐在拐角、不主动，因为害羞或者学员人数为单数而没有找到合适的练习对象的学员，需要上前询问，查明原因，给予调整。鼓励害羞的学员寻找伙伴，或者指派一名学员与其练习，以确保每一位学员都参与练习。老师还要不停地巡视，倾听学员练习的内容，观察练习情况和进展，将有典型意义的语句用笔记录下来，在反馈的时候作为案例举出，让学员印象深刻。

角色扮演练习是模拟训练的常用方法。要鼓励学员按照真实想法进行交谈，体会所扮演角色的内心感受以及对方反馈的语言对自己的影响。

练习结束后即刻进行反馈和总结。待每个小组练习完毕，每个学员都参与了练习后，老师对练习过程进行总结。老师优先询问扮演医生的学员，然后询问扮演患者的学员：

老师："刚才你是怎么问他的？使用了什么技术？对方是如何回答的？你是怎么反映的？这个过程中你认为你做得好的方面是什么？还有哪个

方面存在不足？还要哪些需要改进的地方？"

"作为患者，你觉得医生询问的问题是否合适？你对他的反映满意吗？你希望他问什么，或者怎么说？你对这位医生的总体评价是什么？"

老师要确保分组合理、任务清晰明确，确保每个学员都知道：①练习的总体目标；②每个人的具体任务；③预计练习多长时间；④练习过程中有哪些问题是共性的问题；⑤任务完成的学员应该怎么做（汇报、交换角色等）；⑥尽可能照顾到在场的每个人；⑦练习结束后即刻总结。

设计出各具特色的适合培训对象参与的实践活动。最常用的方法是：学习理论，老师现场演绎，学员观摩，然后同伴间相互练习，再与真实的患者现场交流等，在每次培训活动结束后由老师组织相互评述。鼓励学员在临床工作中尝试应用 MIT 帮助患者。学会自我反思"我刚才是怎么说的？应用了什么技术？应用得好的方面和不足之处有哪些？下次碰到相似的情况我怎么改进？我还有哪些知识需要学习？"

3. 强化培训

完成理论培训、观摩、角色扮演、工作中应用后，收集实际应用的情况和遇到的问题进行强化培训。强化培训最好在理论培训、临床实践 1 个月后进行。强化培训以学员练习为主，不拘泥于次数，多多益善。

每次培训开始老师都需要询问每个学员实际应用 MIT 的情况，将学员描述的应用中遇到的困难凝练成主题词写在黑板上，然后重复讲解学员遇到困难的情境中所涉及的 MIT 技能，包括理论和技巧，评述学员的应用情况。然后再次组织学员与真实的患者交流，让学员使用 MIT 的干预方法。

注意：无论是与真实患者还是与由其他学员扮演的模拟患者交流，在每次谈话结束后，优先邀请患者或者患者扮演者对刚才的谈话过程进行点评，然后再依次由与患者交流的学员、其他学员和老师从以下几个方面评述：

老师：① 请反思自己刚才和患者交流的过程中说了什么，用了什么技术，患者反应如何。针对这样的反应，你又做了什么样的调整？说一说应用 MIT 技术的过程和体会，应用得好的方面和不足，以及感到困惑和疑问的地方。

② 请评述其他学员的对话过程。你对刚才对话过程中哪一句话印象最深刻？为什么？刚才的谈话是否属于 MIT 的引导风格？应用了什么技术？这个语言技术使用得是否奏效？为什么？如果没有奏

效,应该怎样改进?

③ 患者处于行为改变的哪个阶段?患者的矛盾心理是什么?我们的谈话对他是否有帮助?会是什么帮助?

强化培训前,先收集全科医生应用 MIT 过程中存在的问题,根据问题设计培训计划,提供辅导、反馈和监督。将培训过程录音、录像,分析在现场没有发现的问题,包括患者和学员交流时的表情动作和语言的细节,以及老师点评不到位的地方。

(1) 临床实践

临床上经常会遇到各种类型的患者,全科医生需要针对不同的具有健康危险因素的患者进行干预,如:不合作的患者,自有主见、与医生意见相左的患者。培训老师需要时刻根据场景、患者等不同情况,引导学员练习 MIT。可以是随机地就患者的某种情况进行干预,也可以专门组织集中培训。此时提前告知患者,征得其同意,再组织患者、学员一起到示教室围坐。全科医生相对集中地坐在一个方位,而患者单独坐在全科医生的对面或者斜对面,方便双方交流。老师选择相对能够观察到在场所有人表情、听清每个人说话的位置落座。下面介绍几个培训案例:

案 例

患者男,45 岁,因"突发一过性头晕"而就诊。明确诊断为"高血压病、颈椎病、一过性脑供血不足、脂肪肝、肝功能异常"。患者吸烟 20 多年,每日吸烟量 20 支;既往饮酒,每周 4~5 次,目前减少至 1~2 次/周;体重指数 32 kg/m^2。

学员 1:"您现在每天吸多少烟?"(O)

患者:"不多了,减少很多。"

学员 1:"有多少?最好一支也不要抽。您看您已经有这么多的慢性病。"(告知)

患者:"我知道,我会慢慢戒的。"

注解:学员 1 用了传统的建议方法,对患者的影响很小。患者出于礼貌对医生的语言进行了迎合,但是行为上和内心深处并没有改变的想法和动机。

学员 2:"您知道吸烟的危害吗?"(O)

患者:"当然知道了。吸烟有害健康,谁不知道啊!都知道。不过我还年轻嘛,吸烟对我的影响还没有显现出来,所以不想戒烟。就是想戒烟,也戒不了。如果戒烟那么容易,我早就戒了。"

学员2:"您觉得戒烟困难在哪里?"(O)

患者:"环境的因素。我的工作环境里全是男同志,大家都抽烟,开会的时候几乎人手一支,你不抽烟就显得很另类、不合群。我不想让别人说我这个人不好相处。我想退休了、脱离了这种环境就会好的。"

学员2:"您在家里不抽烟?"(O)

患者:"在家里也抽烟,但是明显减少。而且家里有老人和小孩,爱人也不高兴我在房间里抽烟,所以在家里想抽烟了就会到阳台上或者出门到院子里抽。"

注解:学员2连续使用了三句开放式提问,获取更多关于患者的信息,但是对患者的描述没有进行反映,因此对患者的引导不够,也没有启发患者自我反思。与MIT一致的引导风格最好是开放式提问(O)后说两句反映性倾听(R)的语言,即提出每个问题之后,结合患者的表述,医生说出两句话,对患者的描述向两个不同方向做猜测,一个开放式提问对应两句反映的语句比较恰当。

学员3:"您认为吸烟还没有对您产生影响?"(O)

患者:"我觉得目前还没有。我不咳嗽,没有什么痰,也没有口苦的感觉。"

学员3:"看来您知道吸烟会影响呼吸系统。"(A)

患者:"是的,吸烟的人咳嗽很多,所以会得肺癌。"

学员3:"您知道吸烟有害健康,会得肺癌(R)。您担心自己得肺癌吗(O)?"

患者:"说不担心肯定是假的。我当然也担心,所以我每年都按时体检,到目前为止都还好。"

注解:学员3也应用了开放式提问,而且这个问题具有引导性,之后应用了肯定和反映,引导出患者对吸烟导致肺癌有认识。

学员4:"吸烟能够导致肺癌。您还知道吸烟的其他危害吗?"(O)

患者:"也知道一点,具体不是非常清楚。"

学员4:"您这次为什么来就诊?"(O)

患者:"头晕啊。医生说是颈椎病引起的,做过颈椎的核磁共振(MIR),说很严重,好像压迫了神经。你说我该怎么办?"

学员4:"我看您还有高血压病、脑供血不足、脂肪肝、肝功能异常(告知)。

您知道吸烟对脑血管也有很大影响吗(O)?"

患者:"哦,你是说我头晕与吸烟也有关系了?"

学员4:"吸烟可以导致血管收缩,与高血压病、脑供血不足等有关。头晕和吸烟没有直接的关系,但是有间接影响(告知)。比方说,您的颈椎病也不是一天两天就成这样了,以前也会有人提醒您要注意颈部姿势,可是当时没有头晕不舒服,您就不会注意到,也不会有意识地保护颈部。同样的道理,现在吸烟对血管病的影响不能直接表现出来,但是日积月累到了一定程度就会出现明显的症状了。到那时候是不是太晚了?"

注解:学员4也应用了开放式提问,而且引导出了患者对肺癌的担心,但是没有更进一步引导就转向其他方面,没有讨论更多的信息,患者也没有认真思考。如果直接询问"您每年都体检还担心什么?""还有什么?"就可能引导出患者对吸烟与健康的全面认识,这样问题比较集中,讨论比较深入,可以引导患者思考和表述。另外,学员4使用了告知,这是医生惯用手法,但是如果想让患者有更加深刻的印象,还需要有所铺垫,询问患者是否愿意听,或者询问患者想不想更进一步了解。在最后表述中,学员4使用了类比的方法,虽然没有直接面质,但是也隐含着"您当初不注意颈椎,现在有颈椎病;如果您现在不注意戒烟或者血压,今后会有更大的风险"的警告含义,所以引发了患者为自己的行为辩护。

(2) 培训重点

教学的智慧是提高学员理解力、反思力、想象力、转化力、创造力和表达能力等。从"鸡窝"里培育出"金凤凰"需要老师的本领和爱心。本领来自技巧和深入的思考与训练;爱心来自对全科医学学科的热爱和对教学的热爱,也来自对人性、人心的认识。

目前全科医学学员在三级甲等医院培训。由于过度依赖辅助检查,患者多数诊断明确。尤其是急症入院的患者,在急诊科就诊的过程中就做了全套的辅助检查,已经明确诊断,在病房以治疗为主。全科医生忽视对现病史的询问,没有办法深刻体会从症状到诊断的演变过程。即使在门诊跟诊过程中,门诊的带教师资也都是高年资医生,其脑海中对疾病的规律非常清楚,三言两语就能够给出初步的诊断。学员无法跟上老师的思维,也不知道怎样询问,现病史中也没有疾病发生、发展、演变的过程,只能寻找或者依靠辅助检查来佐证诊断,这样很难建立应有的临床诊疗思维。询问病史是全科临床诊疗思维的主要步骤。

① 培训重点内容：询问病史（详见本书上册）。在培训实践中，要求学员对患者进行询问病史训练，过后即讨论。讨论的方法和顺序是：

首先，询问其他学员："对刚才询问病史的过程还有什么需要补充的？"

其次，询问患者："请您对刚才医生在接诊过程中的表现评价如何。通过此次接诊，您对这位医生的信任程度如果按照百分制打分，能打多少分？如果下次来诊，您还希望是这位医生接待您吗？"

再次，询问问诊的学员：

"你问诊的内容是否全面？还有哪些遗漏的地方？"

"你听到其他学员的评述后有什么感受和想法？"

"如果问诊过程中再遇到类似的情况，你会怎么做？"

最后，再次补充询问在场所有学员，调动学员所有的感知觉，使其不仅"人在场"而且"心在场"，能够积极观察、思考、参与互动。

培训老师从看、听、想、做四方面询问反馈。

看："你观察到了什么？你发现了什么？它说明了什么？"

听："你对刚才问诊过程中的哪一句话印象深刻？为什么？"

想："如果你是患者，被问到这句话，会有什么感受？"

做："如果你是问诊医生，你会怎么问？根据刚才你的想法，或者看到患者的反应，如果下次再遇到类似的情况，你会怎么询问？"

② 培训的重点内容：全科医生健康教育能力。

健康教育属于预防医学，又与社会学、行为学、传播学、心理学密切相关，体现着浓厚的人文关怀，是医学科学与人文艺术相结合的学科。国外对健康教育研究较早，根据各自民族文化特征，实施健康教育的方式、方法各有不同，并且建立了健康教育专业人员专业能力评价标准，以及健康教育专业人士培养过程和资格认证标准。中国健康教育中心启动了我国健康教育人员专业能力评价标准研究工作，确定了9个能力领域190多项子能力，希望这项工作的成果能够促进我国健康教育专业和学科发展，并促进健康教育工作质量和服务水平提升。医疗行业也有学者做了相应研究，从实用和学术价值、教师形象、授课方法、授课内容、教学互动、学员因素、培训的组织管理7个方面提取了36个条目，用以评估健康教育专业能力培训标准和效果。

在社区居民中开展健康教育是预防疾病最简单、最有效、居民最易接受的途径，对了解居民需求，促进健康教育发展，提高居民在健康教育和管理中的满意度和参与度具有重要意义。在全科医疗服务中,健康教育具有相当重要的地位,健康教育的效果直接影响人群疾病发生率。社区健康教育涉及社区、家庭和个人三方面。社区范围内的健康教育是针对社区存在的与健康有关的共性问题开展的一般性健康教育;家庭范围内的健康教育是针对不同的家庭类型、家庭生活周期、家庭背景以及家庭问题开展的个性化、针对性的健康教育,目的是帮助改善家庭环境,充分利用家庭内外资源,为家庭成员的健康服务,促进家庭对个体健康产生有益影响;个体健康教育是根据健康人群、亚健康人群、患者等不同类型的服务对象所存在的健康问题开展的健康教育和健康咨询。

全科医生是社区健康教育的主要实施者,高素质的全科医生队伍是实施社区健康教育的关键。要根据社区健康教育对象和特点,熟练运用交流技巧,开展实用性、针对性、有特色的健康教育活动。社区人群众多,服务需求各异,受教育程度不同,社会背景差异很大,健康教育的内容和形式都有一定的复杂性及难度。慢性疾病(如高血压、糖尿病、脑血管病、慢性阻塞性肺疾病、慢性心衰等)患者长期归属社区管理。全科医生利用家庭访视、深入社区、患者就诊、配药等机会进行健康教育,有助于提高患者对自身疾病的认识,提高其遵医行为;有助于患者通过健康教育认识健康危险因素,增强早期识别疾病并发症和合并症的能力,从而提高自我管理的能力,使生活质量提高。全科医生需要具有进行患者教育的主动意识,有能力制订切实可行的健康教育计划,做到有组织、有计划和随机性相结合,根据患者的特点、受教育程度,用形象化、通俗易懂的文字、图片、视频等形式让患者理解健康,了解医学,参与医疗决策。研究显示,全科医生健康教育的技巧与健康教育的效果是成正比的。健康教育的技巧包括健康教育的方法和内容两方面:方法得当;内容新颖、准确,能够让居民接受。因此,我们需要培养全科医生的健康教育技能。

① 评估能力。评估患者的健康问题,判断居民的健康需求,了解其是什么样的人。充分理解全科医学的基本原则:从健康问题出发,采用以人为本、以家庭为单位、以社区为基础、以预防为导向的健康照顾模式,根据居民心身状态和健康问题有的放矢地提供健康教育,是全科医生的基本功。

② 干预技能。健康传播能力是全科医生的基本功。要针对公众开展健康传播,用百姓喜闻乐见、易于接受的形式(专题讲座、示范演示、模拟情境表演等),用通俗易懂的语言,针对公众以及百姓关心的热点问题、共性问题进行健康科普,实施健康教育。健康教育的内容和形式需要具有针对性、及时性、持续性、

科学性和可信度，让百姓易于接受。

针对个体开展健康教育，充分利用百姓就医、寻求医疗帮助而主动和全科医生见面的时机（对患者进行健康教育的最佳时机）是全科医生的基本责任，也是干预最能产生效果的方式。利用每次接诊对患者进行有针对性的健康教育，是融洽气氛、和谐医患关系的方法之一。如果方法得当，这也是健康知识和技能最易于被患者接受的时机。因此，掌握 MIT，帮助具有不良健康行为的患者改变健康行为，是进行个体化健康教育的最佳方法，具有事半功倍效果，对提升全科医生健康教育能力具有如虎添翼之功。

三、人才培养和技能培训相结合

国以才立，政以才治，业以才兴。党的十八大以来，以习近平同志为核心的党中央站在实现中华民族伟大复兴的全局和战略高度，围绕新时代人才事业发展的重大理论和实践问题，提出了一系列新理念、新战略、新举措，指出"物质文明建设和精神文明建设的最终目的，……就是要促进人的全面发展，包括改善人们的物质生活、丰富人们的精神生活、提高人们的生活质量、提高人们的思想道德素质和科学文化素质等等"。

在进行 MIT 培训的过程中，要坚持将技能培训与人才培养相结合，以"讨论价值观、叙述提升自我效能、灌输希望"等具体技术引导学员审视自己的价值观，激发学员的自我效能；要在培训中灌输希望，强化学员心理资本，使其成为扎根基层，服务百姓，勇攀医学高峰，护佑人民健康优秀全科医生。

1. 提升学员自我效能，培养自信

帮助别人改变，首先要赢得别人的信任。获得信任的关键是自信和值得信任，应该管理好自我行为。研究显示，具有下列行为特征的人具有个人魅力，容易赢得他人信任：①要想改变别人对自己的看法，要从改变自我的日常行为做起，保持饱满的精神状态。②保持真诚的、礼节性的微笑。③行动中展示速度、效率、流畅性，可以影响他人，赢得尊重和信任。④在任何时候都能够控制自己的情绪，保持冷静的人会受到尊敬和崇拜。⑤声音低而深沉，恰当停顿和沉默，语言成熟、简练、清晰。⑥养成良好的习惯，在患者面前不应表现出不良习惯，包括动作和语言。⑦展现基本的礼仪，保持适中的体型，让人舒服。⑧重视外表的修饰，从精致的配饰、干净的仪表、合适的妆容、整齐的发型开始。服饰选择与自己的职业和形象相符，与周围多数人相协调容易赢得他人好感和信任。

2. 引导学员正向价值观，端正服务心态

"人民至上、生命至上"。人民生命健康是社会文明进步的基础，是民族昌盛和国家富强的标志，也是广大人民群众的共同追求。人民生命健康需要有强大的医学卫生健康事业作为支撑和保障。而医生是掌握医学知识和技能的专业人员，是为百姓提供直接医疗的服务者，是通过宣传提高公众健康水平、培养医学人才和推动医学科学研究，对社会和国家的发展产生深远影响的不可或缺的人才。

在培训中，以古今中外的医学大家为例，引导学员讨论自己的价值观、理想、信心、希望等正向品质；以提问的方式引导学员讨论，发表个人观点。目的是使学员在讨论中深刻理解自己和服务对象，包括自己的想法、患者内心深处的潜能、顽强的生命价值等。教授和培训全科医生掌握 MIT 旨在培训更多的全科医师，使其能够在临床工作中帮助更多的慢性病患者，促进患者健康，预防疾病。这是正向价值的体现，是医生从服务个体推及服务民众的表现，更是全科师资的责任和使命的体现。

老师："每个人都有自己的价值观。大家思考一下，我们在引导患者正向价值观的同时，我们自己应该怎么做。"

"你觉得你的人生目标什么？长期目标是什么？短期目标是什么？你期望什么？想要什么？你最在乎什么？你向往什么样的生活？你觉得生命的意义是什么？你希望有什么样的人生价值？……"

3. 提升学员心理资本，塑造健康人格

住院医师是未来的医生，是帮助患病的人祛除疾病痛苦，帮助健康人群远离疾病，肩负着"有时治愈，常常帮助，总是安慰"的责任，是患者心中的希望，但是医生也是普通人。新时代的医学生具有当下青年人的特点：聪慧、善良、敏感；但是涉世不深、理想主义、责任心不强，经历的挫折和苦难少。

培训中老师从心理资本所蕴含的希望、乐观、自信和韧性四方面引导学员，让学员思考自己的心理品质，塑造健康人格。

老师用开放式提问的方式引导学员探讨自己：

"从心理资本的四个方面说说你具备哪些品质。为什么？这些品质如何表现的？"

多数学员反馈自己缺乏"韧性"品质，老师进一步的引导可以是：

老师："你能举例说明缺乏韧性是怎么表现出来的吗？如果你希望自己具有

韧性的品质,你会在这件事情上如何做?"

"你觉得自己具备韧性的品质。你是怎么表现的?是怎么做到的?哪些做法表现出了韧性的品质?"

"现实中或者历史上有什么人是你很崇拜的偶像?你认为他的哪些品质具有韧性,值得你学习?"

老师的正向引导和积极的肯定对学员具深刻的意义。老师不仅仅把 MIT 作为技能,而且要以 MIT 来培养全科医生,使其在帮助他人时自身也得到成长。下面摘录了部分学员撰写的学习和培训心得,从学习心得中我们可以体会到 MIT 对学员的影响。

学员反馈"此次动机干预的学习意义重大:①以健康行为改变整合理论为指导的动机性干预,作为一种促进行为改变的具有指导性、以患者为中心的干预方法,通过提高患者自我管理的能力及其对疾病相关知识的掌握程度、增加患者的信息支持及社会支持水平,能明显提高患者的依从性,并使患者的生活质量得到改善。②动机干预可以挖掘患者行为改变的潜能,促进其发挥主观能动性从而提高其依从性。另外,访谈过程增进了医患之间的合作,有助于增进患者及家属对医护工作者的信任,促进护患关系更加和谐。③在医生和患者之间开展一种有计划的、充满感情的、坦诚信赖的相互交流,试图用语言技能减轻患者的痛苦和能力损害。"

学员反馈:"下面我想首先进一步加强对于讨论价值观的渗透,我认为只有准确了解彼此的价值观,才能建立一种相对深层次的了解。作为家庭医生,我们服务的人群是相对固定的,彼此能够深入地了解和建立深厚的信任,这两者互为基础,彼此是密不可分、相辅相成的。一旦建立了坚实的信任和深入的了解,那么应对持续性语句不和谐、应对改变性语句回应改变就会有很大的便利性了。"

学员反馈:"在患者的表述里,聚焦问题也很重要。在听到这个技术的时候,我猛然间有醍醐灌顶的感觉:有时候沟通得很心累,原来很有可能就是问题没找对、换位思考的角度不够全面。患者到底在担心什么?只要抓到这个点,那么问题就显而易见。在解决问题时候,多数情况下,作为医生,我限定了患者的目标,当然结果惨不忍睹。现在我明白了,有时候患者的自我小目标会是更好的激励。"

学员反馈:"我最喜欢使用一种动机干预技术,但之前不知道它叫什么。听了 MIT 讲解后,我明白了它叫'灌输希望'。不少患者生了病,受疾病的折磨,到医生面前不只是看病、咨询,还希望得到人文关怀。我们的一个动作、一句话,都会在患者心中播下希望,让他看到了生活的希望。记得有一位患者,生了恶性肿瘤,心灰意冷。我不停地给她暗示、给她希望,让她看到了希望,她的积极性、能动性都较前提高。3个月后,她又来找我,说是我给了她生活的希望,让她振作起来了,她的心情很舒畅,她记住了我。"

学员反馈:"我工作中还遇到过一个非常典型的患者。他可能是因为长期吸烟或者喝酒,血管已严重狭窄且有粥样斑块,因为心脑血管的意外而住院治疗。康复之后的几个月的时间,他都严格地戒烟、戒酒,但是当周围的朋友劝他抽烟喝酒的时候,他便会一次、两次地尝试,发现自己并没有什么不适,然后故态复萌。其实患者自己也知道这样是不对的,但是他就是不能抵住诱惑。此时我们就需要识别其矛盾心态,采用应对改变性语句以及回应改变、应对持续性语句和不和谐等技术,辨析患者的主要正性动机和负性动机。若患者处在无打算阶段,可以通过讨论价值观、告知等方式使其认识到戒烟、戒酒的重要性;如果患者处在有打算阶段,那我们要肯定患者所做的努力,帮助其消除周围的诱惑,强化正性动机,消除负性动机,提高自我效能,继而促使改变行为产生并长期维持,以达到动机干预的目的。"

学员反馈:"我们医生常常按照我们专业的思路去提问患者,只专注于我们想知道的信息,也不愿意多听患者讲。而开放式提问,首先就是问'有什么需要帮忙的?'那么患者就能感到你是真的想帮助他。多听患者讲,他能把生病时发生的一些事情告诉你,而我们医生就能从中获取有用的信息,对病史的了解更加全面。在沟通的过程中,患者也会更加信任医生,从而对以后的治疗起到积极的作用。"

第三节 实践是掌握动机干预技术的途径

"技术是无法传承的,技术是通过自己刻苦思考、克服困难不断实践而掌握的,技术也不断变化的。"无论是培训师还是学员,都需要在不断的实践中刻苦思考、克服困难,这样才能掌握 MIT。

一、掌握 MIT 要有连续性的思路

虽然我们人为地把 MIT 分为三个阶段,即结盟阶段(建立关系)、聚焦阶段(寻找问题)、计划阶段(促进改变),但实际应用 MIT 时并不总是按部就班地从结盟、聚焦到计划阶段,而是要根据医患双方的互动过程灵活掌握和应用。作为培训者和全科医生,头脑中需要有个思路,在帮助患者的过程中要根据患者所处的行为改变的不同阶段,应用不同的策略。

1. 结盟阶段：建立关系，把握方向

首诊的目的是和患者建立相互信任的关系。全科医生以开放的心态,使用开放式提问(O)询问患者相关的信息,在认真倾听中获取更多的资料,猜测患者是怎样的人,目前有哪些真实的想法和意图,需要改变哪些行为;用对患者猜测的内容作为反映(R)的语句,从而表达出对患者的真诚帮助之心,建立合作信任关系;对患者正向的品质,积极的思想、情绪、行为等使用肯定(A)的语言,激发其潜能;同时,小心仔细地探索和甄别患者内心矛盾之处。

2. 聚焦阶段：明确目标，深入其心

建立信任之后,探讨影响患者健康的因素是什么,与患者深入探讨行为与健康之间的关系,使其意识到自己日常行为对健康的影响,理解健康责任人的职责,从而领悟到保持健康从行为方式改变开始。在该阶段,医患双方从各自不同的角度探讨患者需要做哪些方面的改变,这是聚焦的目的。在与患者交流的过程中,需要敏锐地觉察出患者内心的矛盾,帮助患者化解内心矛盾,引导患者确立改变的想法,过渡到做出改变的行动。如果患者没有为改变做好准备,就需要培养耐心,重新应用 ORAS 方法,了解患者所担心的问题,灵活应用讨论价值观、摘要和释义(S)或者反映性倾听(R)、建议和告知等技术。

3. 计划阶段：启发动机，促进改变

如果患者对医生的信任度不高,结盟关系不牢固,聚焦的问题不准确,患者的想法和医生的希望有较大的差异,那么很难进入计划阶段。即启发患者行为改变的动机,促进行为改变要建立在前两个阶段都准备好的基础上。到计划阶段,医生的关注点是发现和启发患者正向的品质,自身的动机、智慧和力量。坚定地相信患者自己有能力,能够自己改变,积极地启发患者自身优势,引导患者自己说出来。当患者认识到自己的优势,产生了自我接纳的心理,受到鼓舞而主动说出自己的想法和对未来的希望时,改变才有可能发生。此时医生需要更多

地展示耐心,表达关切,等待患者自我强化改变的意愿,或者觉得时机成熟就恰到好处地与患者讨论下一步的打算或者未来的计划。

需要强调的是,MIT 是以患者为中心的谈话风格。全科医生在谈话过程中要摆正姿态,本着建立平等的同盟关系的原则与患者交流,引导患者自我认识而后改变行为,拒绝以教育者的身份出现。图 5-2 是应用 MIT 的思路示意图。

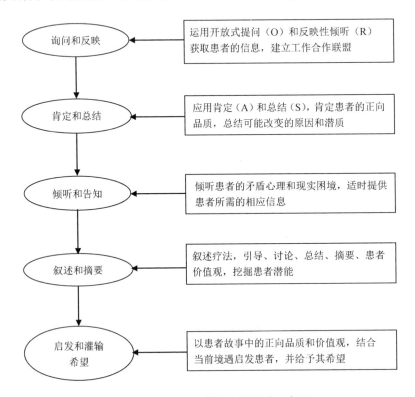

图 5-2　动机干预技术应用思路示意图

二、掌握 MIT 需要经历的阶段

掌握 MIT 是一个逐渐由生疏到熟练的过程。实践表明,学员从初学的陌生到熟练应用 MIT 需要经历下面四个阶段。

1. 单向输出

通常在没有进行 MIT 培训之前,按照传统的健康教育理念,学员对有危险因素的慢性病患者多数采取单向的教育或者建议。经过理论培训之后,核心的技术 ORAS 很容易理解,尤其是开放式提问的技术很容易掌握,此时初学者应用时容易单向提问。开放式提问能够让患者充分描述自己的生活事件和内心感受,增进医患互信关系。但是单纯地提问,获得的信息多,引导力量弱,让患者思考的机会少。如果问题是递进性的,对患者有一种逼问的感觉,患者内心有压迫感。处于这一阶段的学员明白了MIT的目的、用途和风格,但还没有完全掌握。

例如:

学员:"您好,可以谈谈您是什么时候开始饮酒的吗?"(O)

患者:"27岁。因为工作需要。"

学员:"从什么时候感觉离不开喝酒了?"(O)

患者:"45岁以后。那时候每天都会喝酒,而且不喝尽兴不放下杯子。"

学员:"您觉得您成瘾了吗?"(O)

患者:"我感觉还好吧,我能够控制的。我酒量大,但现在喝白酒减少了,有时候喝保健酒。喝了睡眠好,有胃口。"

学员:"您觉得喝酒好处多还是坏处多?"(O)

患者:"好处也谈不上,过多了对身体有影响,我觉得我还能控制。"

学员:"您有戒酒的想法吗?"(O)

患者:"可以少喝一些,但是还没有打算戒酒。"

注解:在经过理论培训后,掌握开放式提问的技术对询问病史和与患者建立相互信任关系有帮助。但是这段对话中只有开放式提问,没有对患者所回答问题的反映。学员已经有了MIT的意识,但是还停留在初期应用的层面。

2. 害怕说错

学员在学会开放式提问后,预想进一步引导患者,应用反映技术时有困难。经过培训后,学员知道恰当的语言可以引导患者反思,或者可以应用反映性倾听技术更进一步地探索患者内心困境,此时经常有不知道该说什么、该问什么、不该问什么,以及害怕说错的想法。担心所反映(猜测)的患者心理想法是否正确,害怕猜错了引起患者反感,导致合作联盟破坏。此时学员脑海中有太多的MIT的理论、概念,希望能够"一语中的",给对方启发性语言,但是实践中通常难以做到。为了掩饰内心的困惑,学员往往会用肯定或者表扬性语言,如"您很聪明""您很能干""您很有能力""您很会说话"等简单而礼貌性的看似表扬和肯定的语句。这类语句对年长患者以及社会阅历丰富、有自我意识的患者来说,能够增加他们对医生的好感和信任,但对启发和促进患者思考个人行为所起的作用甚微。

例如：

学员："您在戒烟这件事情上，认为环境因素是很重要的。那么您认为在环境因素中又是什么因素最重要呢？"(O)

患者："我明白你的意思。环境虽然重要，但是本质上还是自己立场的问题。别人递烟自己接受，说到底还是自己的意志不坚定。别人给烟是礼貌性的，如果你不想抽烟，完全可以拒绝。你接了别人递的烟，说明你想抽烟。你不能戒烟，为了自我开脱说是别人给予的烟，埋怨环境不好，这是自己欺骗自己的行为。我不会认为这是别人的错，或者说是环境的问题。"

学员："哦（停顿），您很聪明。"

过后反思时，学员说："当时我想，您既然知道戒烟需要自己意志坚定，就想说'为什么您不增强自己的意志力？'但是又觉得MIT要采用引导风格，我的话有点质问的意思。当面质问有可能会激怒对方，这样不好，会破坏谈话的关系和氛围，所以不能这么说。但我一时又想不起来该怎么说了，想想可以使用'肯定'的技术，就只好说'您很聪明'。"

这说明学员已经理解了引导风格不是教育、指示、指责、否定、批评，而应该站在对方的角度看问题，但是内心还是希望自己能够在气势上压住对方，或者能够在语言上战胜对方，只不过当时想不出恰当的语言，又害怕过激，所以使用"您很聪明"这样看似"肯定"的语言。

学员总结"反映性倾听"所需的思维过程是："先要听懂对方的话，理解对方的语言表达了什么意思，猜测其内在的真实想法，然后根据对方的真实意思，及时、准确地说出自己要说的话。所说的内容既要有引导作用，又要避免让对方不高兴；语言的内容、语气既要符合当时的氛围，又要符合我们的身份。这个过程真的很难。"

这是学习MIT的初学者经常遇到的困惑，说明学员已经进入了MIT的思维模式，但不熟练，处于理论掌握阶段。在应对年长者、知识层次高、思维和语言能力强的患者时，全科学员在年龄、阅历、经验、语言灵活度等方面都相对处于弱势，不能明白对方真实的想法和需求。因此，重点培训的是耐心地倾听，保持中立的心态，以探索、好奇、感兴趣的心态去倾听患者述说，听出患者表达的真实思想和感受，从患者的语言中猜测其所处的困境或者感到困扰的问题。反映性倾听重在倾听，反映得恰当与否与倾听的质量密切相关。如果确实不知道该怎么

说,可以使用简单反映,即重复对方的语言。例如:

学员:"您觉得能否戒烟是与自己的意志力有关。"(R)

"您觉得别人递烟没有错。"(R)

"您觉得不能抱怨别人给您递烟。"(R)

"您认为自己戒不了烟不能怪他人。"(R)

"您对自己的意志力是怎么评价的?"(O)

"假设您的意志力很强,您会做什么? 或者您会怎么做?"(O)

"您对戒烟过程中的他人影响和主观因素都了解得很透彻(A)。您认为主观内因还是最重要的,也是戒烟的根本(S)。"

3. **实践提升**

随着学习的深入,学员对患者的描述做到能够耐心倾听、没有不耐烦的心态时,就步入了MIT的轨道;在与患者交流的过程中,能够用客观的立场看待、体会患者的内心矛盾,而不是急于给出答案时,就理解了MIT的精髓。保持平和心态的学员,其态度、表情、动作等非语言信息自然会流露出耐心、鼓励和包容。这种如春日暖阳般的氛围让患者舒适、宁静,反而能够反思和审视自己。事实上,慢性病患者内心对其行为的危害早已心知肚明,不能改变也是内心焦躁的痛点。只是要改变行为习惯不仅要远离熟悉的生活方式,克服内心的惯性和惰性,而且周围的人不能理解患者的内心困境,几乎没有人能够理解这些困境,所以改变行为是困难的。如果全科医生能够倾听患者述说,不急于插话,不着急打断,让患者自我探索其内心的真实想法,反而能引导出患者更多的关于矛盾心理的描述,这是引导患者行为改变的开始。此时MIT的走向就逐渐清晰起来,向着我们希望的方向前行。

案 例

54岁的丁师傅是一名护工,护理很多卧床的患者。丁师傅吸烟30多年了,想戒烟,也戒过数次,但是都没有成功。

丁:"戒烟的好处很明显,我都知道。看到我护理的这些患者的状态,其实我很想戒烟。"

学员1:"您不想变成他们那样。"(R)

丁:"有时候我就想不要抽烟了,难受就忍着。可是又没有办法,烟瘾上来很难受,就会流口水,打哈欠,流鼻涕、眼泪……唉,没办法,还是忍不住,又抽了起来。还有,比如几个人在一起,大家都抽烟,别人递给你一根烟,你不要或者不抽,显得很生疏;而且别人在抽烟你不抽,人家也感到有些尴尬。如果走开吧,会被人说'有什么啊,我们又没有得罪你,干嘛走开呢?'……"

学员1:"如果遇到这种情况,我建议您找个托词,如'感冒了''嗓子痛'或者'不舒服'等等。您拒绝几次,别人就不会给您递烟了。"(告知)

注解:学员1的语言表现出其缺乏耐心,没有征得患者同意,急于给予建议。这种建议对患者帮助有限。

学员2:"看得出,您非常想戒烟,已经从每天抽2包烟(40支)降到目前每天抽半包烟(10支)左右(A)。但是彻底戒烟还有些困难,主要有两个方面:一方面是不抽烟时身体出现不舒服,另一方面是您觉得与人交往需要抽烟(S)。身体上的不舒服,如打喷嚏、流鼻涕、流眼泪等,这在医学上叫戒断症状(S)。那么您如果不吸烟,多长时间就会出现身体不舒服的表现(O)?"

丁:"两天。这个比以前好多了。以前我抽烟多的时候,最短两小时不抽烟就开始打哈欠了。"

学员2:"就是说您现在不抽烟出现不舒服的感觉的时间间隔比过去延长了很多(R),而且您能熬过这两天时间(A)。身体上的不舒服的因素和与其他人对您的影响因素相比,哪一个对您戒烟影响更大?"(O)

丁:"身体上的不舒服。如果我没有不舒服的感觉,别人递烟我不想抽就不会抽烟的。"

注解:学员2更加有耐心,能够理解丁师傅的感受,听出了丁师傅的内心的矛盾是"想戒烟,但是有断戒症状导致身体有不适感",并在倾听的基础上给予了恰当的反映、摘要与释义,压制住了告知和建议的欲望;但是学员没有想进一步处理丁师傅的矛盾。培养耐心是MIT的一个重要阶段,学员耐心地倾听,不仅仅能够更好地理解患者,留时间给患者自我思考和探索,还能让患者在叙述的过程中逐渐厘清自己的内心矛盾,认清自己真正想要的东西。

4. 融会贯通

了解MIT的理论,掌握了精髓。能够依据情境熟练应用MIT的12项技术,语言灵活,用词恰当,发现有不当之处后能够适当补救,这种状态就进入了融会贯通的应用阶段。当然,即便如此,也不会每次谈话都很顺畅,谈话的状况与医患双方的心身状态、谈话的主题、所处的场景都密切相关。

下面的案例描述了一个门诊糖尿病患者的医患沟通过程,医生比较多地应用了 MIT 的干预技术,其中也不乏医生惯常应用的教育语言。

案例 1

患者男性,34 岁,因为发现血糖增高 3 个月余来就诊。3 个月前体检显示身高 175 cm,体重 80 kg,体重指数 28 kg/m^2,血糖 6.8 mmol/L,糖化血红蛋白 6.79,餐后 1 小时血糖 12 mmol/L,B 超检查显示脂肪肝,肝功能等其他生化指标都在正常范围内,自己没有不舒服的感觉。当时在内分泌主任处就诊,被告知在糖尿病前期,暂时不要用药,建议生活方式管理,观察一段时间。近 3 个月来,控制饮食,血糖监测基本在正常范围内;但感觉浑身不舒服,时有饥饿感,有时饿得心慌。所以今天到离家不远的社区医院,想再检查血糖看看;另外想咨询一下有没有什么药物能够控制疾病进展,因为现在控制饮食很难过。有糖尿病家族史,母亲、祖母、双胞胎的弟弟目前都是糖尿病患者,尤其弟弟两年前就体重超过 100 kg,诊断为糖尿病,目前控制饮食、服用药物、注射胰岛素都用了,血糖仍然不能控制得很好。所以患者非常担心,认为现在的弟弟就是 2~3 年后的自己,内心很着急。

全科医生与患者进行了初步交流,了解病史后与患者进行了如下的谈话。

医生:"看得出,您对自己的身体状况非常了解,对未来疾病发展的进程也是很清楚的。"[在了解病史后进行了总结和肯定(S)]

患者:"我和弟弟是双胞胎,感同身受,他的痛苦我都能体会到。我不希望变成他那样,所以非常担心。如果我再不好好控制,2~3 年后我就会出现他现在的状况。"

医生:"您刚才说了,经过 3 个月的控制,效果不是很理想(S),您认为是什么原因?"(O)

患者:"主要是工作压力很大,没有时间去运动。其实我已经吃得很少了。"

医生:"说说压力怎么大了?"(O)

患者:"我在研究所工作,有很多任务和项目,有时工作稳定性也不好,经常出差,还要应酬。我现在还是个中层干部,管理团队,出差和应酬喝酒已经减少很多了,但有时工作任务很紧急,必须马上完成,就要加班加

点熬夜完成,所以吃饭、运动和睡眠经常不规律。"(持续性语句,寻找理由)

患者妻子:"我认为他吃饭的时间点有问题。他早晨不吃早饭,一直如此;中午经常开会,或者工作忙了就不吃或者吃得很少;晚上又加班,回来很晚,还没有吃东西,就觉得很饿,所以见什么想吃什么,而且吃得很多。"

医生:"您知道比较合理的吃饭方式是什么吗(O)?在健康教育中经常说的一句话是'早饭吃得像皇帝,中餐吃得像苦力,晚上吃得像乞丐'。就是说早饭要吃好,中饭要吃饱,晚饭要吃少(告知)。"

患者:"有关吃饭的习惯我还是比较好改变的,'管住嘴'我能做到,但是'迈开腿'比较困难。过去我比较喜欢打球,经常组织一伙朋友一起打球。现在大家都成家了,各自回归小家庭生活了,去打球召集人也困难了。而且经常不打球,动作也生疏了,还特别容易受伤,上次就崴脚了。"(患者说话时很放松,面对医生跷起了二郎腿;患者存在矛盾心理,知道该怎么做,但是又在寻找客观的理由给自己辩解;改变的理由和持续的理由在一句话中同时存在)

医生:"其实您知道疾病的危害,知道自己应该做什么,也在努力去做,比如控制食量、偶尔去运动、咨询医生,希望自己的病情不发展成为糖尿病。但是您总是想着最好有一个办法能够一劳永逸地、快速而彻底地解决这个问题。"(S)

患者:"是的,内分泌科主任都给我讲过了,我自己也知道,就是经过这3个月的饮食控制感觉效果不显,所以着急。而且我和爱人正在备孕,也希望把身体调整得好点,生个健康宝宝。"(矛盾心理,知道怎么做,有改变的理由和需要)

医生:"您知道糖尿病是终身性疾病,只能控制,很难治愈,所以您不希望戴上糖尿病的'帽子'。"(S)

患者:"这个我知道,所以想有没有什么方法不要发展成糖尿病[改变的渴望(D)]。但是我有糖尿病家族遗传史,我的母亲家里的人都有糖尿病[持续性语句的理由(R)],我妈妈也不停地跟我讲,其实我都知道[改变的能力(A)]。"

医生:"有家族史发生糖尿病的概率比较高(告知)。您现在只有34岁,就有征兆了,但是如果能够控制好,争取到 44 岁甚至 54 岁才发病也是可能的(教育)。您已经做到了'管住嘴',也想'迈开腿',但是感到完全做到有一定的难度(R)。那么您是怎么想的(O)?"

患者:"我也想过,那就是深层次的问题,就是舍和得的问题,哪些事情应该舍去的问题。"〔(患者说这句话时,回头看了看妻子,说明在家中就此问题讨论过,患者有想法,对人生的目标和价值有思考;改变的能力(A)〕

患者妻子:"我看还是毅力不足。"

医生:(医生做了短暂的停顿,然后开口对患者)"看来您已经有自己的想法了。您什么都想过,就是还没有做到,目前还有很多外在的因素影响着您。"(R)

患者:"是的,我还在为自己找借口。"(自我反思,改变性语句)

医生:"是否重新思考一下如何运动? 比如选择自己喜欢的、便利的、能够持续的运动方式,运动量最好是能够让自己舒适、喜悦、不觉得是负担的。"(告知和建议)

患者:(又回头看了妻子)"嗯,我们可以打羽毛球。"(改变性语句,承诺)

医生:"时间关系,我们就谈到这里。很多人都有这个情况,知道问题所在,改变有些困难(S)。希望刚才的交流对您有帮助。"

患者和妻子:"很有帮助,谢谢医生。"

案例 2

患者男性,64 岁,因为"渐进性的活动后气短 8 年"而来门诊就诊。患者最近 7～8 年来感觉活动多点就有点气短、气促,逐渐加重,上二楼就觉得气短,无心慌,没有做过相应的检查。近期气短加重,正好儿子在家接替患者照顾患者的母亲,就来要求做检查。既往有"高血压病、糖尿病"病史,坚持服用"降压药、降糖药",自认为血压、血糖控制良好,但并没有规律监测。患者年轻时当过兵,转业后在单位担任普通职员,60 岁退休;从 20 岁左右开始吸烟,吸烟量为 1～2 包/日,退休后在家中照顾父母,吸烟量增加,有时达 3 包/日。查体:神志清楚,步入诊室,应对切题,体温、血压正常,身高 157 cm,体重 73 kg,面色暗红,口唇微发绀,头颅和五官未见异常;桶状胸,两肺呼吸音粗,两肺均可闻及哮鸣音,未闻及干、湿啰音;心界叩诊为横位,向左侧扩大,心率 96 次/分,律齐,未闻及杂音和异常心音;腹部隆起,皮下脂肪堆积,腹部柔软,全腹部未触及压痛,反跳痛阴性,未触及包块,双下肢无浮肿。给予患者血常规、生化指标、心电图、胸部CT及肺部血管CTA、心脏彩超检查,明确诊断为"慢性阻塞性肺疾病,肺源性心脏病,慢性心功能不全、心功能1~2级,肺动脉高压,肺血栓形成";经过吸氧、支气管扩张剂等治疗,患者气短明显好转。

下面是住院医师在3天中与患者交流过程中的相关对话。

入院当天,医生询问病史过程中:

医生:"您好,我是×××医生,是您的管床医生。您这次是哪里不舒服来医院的?"

患者:"走路快一点或者爬楼梯就感觉气喘,现在越来越严重。以前单位体检,大概8年前,医生说我心脏有杂音,后来到医院查,说我有心脏瓣膜病,到严重的时候还要换瓣膜。所以这次来看看到底是什么问题,是不是心脏病严重了。"

医生:"您怀疑是心脏问题,过后因为心脏不舒服去看过吗?有病历记录吗?"

患者:"没有。我一直都上班,退休了也都正常生活,也没有太多影响,只是最近感觉活动多了气喘就来看看。我平时很忙,就没有看,这次抽空来就是要好好检查一下。"

医生:"好的,这次给您好好检查一下。您还有什么其他的慢性病吗?"

患者:"有高血压和糖尿病,十几年了,我一直坚持吃药。去年还得了脑梗,现在吃阿司匹林。"

医生:"坚持吃药是好的。我看您的牙齿,像是抽烟的。您吸烟吗?"

患者:"是的,年轻时候就开始抽了,至少三四十年了。现在抽得比以前还多,主要是退休在家照顾我老母亲,无聊就抽得更多了。"

医生:"您脑梗后吃阿司匹林,可是您还抽烟。抽烟影响药物效果,您知道吗?"

患者:"不知道,没有医生跟我说。"

医生:"现在告诉您了,吸烟不仅对身体有害,对脑血管有影响,而且对药物也有影响。您在吃药但是又抽烟,等于没有吃药。"

此时,护士汇报患者指脉氧饱和度只有87%,低于正常值。

医生:"您现在有点缺氧,需要吸氧。"

患者:"我不难受,我不吸,我不喜欢吸氧。"

医生:"那么您先休息一会,复测一下。如果仍然低于93%,就需要吸氧。"

过一会复查,显示患者手指脉氧饱和度90%,仍然低于正常值。

医生:"您必须吸氧。您目前处于缺氧状态,不吸氧会有危险。"

患者:"我不想吸氧,你为啥非要我吸?我自己身体我知道,不碍事的。"

医生:"不行啊,您的血氧饱和度低于正常值,是有危险的,必须吸氧;还需要立刻抽血做血气分析看看。"

血气结果汇报:pH 7.382,pCO_2 34.6 mmol/L,氧分压70.2 mmHg,碳酸氢根浓度20.8 mmol/L,氯离子106.4 mmol/L,乳酸(lac) 4.2 mmol/L。

医生(态度坚定):"您现在不能不吸氧。血液中乳酸已经很高,说明已有组织缺氧,有休克风险。您必须吸氧,我给您检测指脉氧,不然就要上监护,否则太危险了。"

患者:"好吧,既然有这么严重,那我就吸氧吧。"

第二天早上查房时,医生将前一天的辅助检查结果告知患者。

医生:"您这次真来对了。昨天您做了胸部CT和心脏彩超,检查显示还是有问题的。心脏彩超没有发现您有先天性瓣膜病,但是明确诊断您有肺源性心脏病,顾名思义,就是肺部问题导致的心脏病。肺部CT显示您有肺气肿、肺大疱。您长期吸烟,吸烟可以引起多种肺部疾病,现在肺病已经影响到心功能了,所以才气短、气喘。"(解释、告知)

患者:"哦,我的病因已经查出来了吗?那么你给我带点药,我要回家了。我还有个老母亲,这几天我儿子休假帮我照顾。他也要上班了,我得赶紧回去了。"

医生:"您的肺部除了有肺气肿、肺大疱,还有肺间质性改变,肺门及纵隔内有肿大的淋巴结,还需要进一步做气管镜检查,除外'结节病'的可能。另外肺部CT也提示要排除肺栓塞,需要进一步检查。您不能这么着急出院,这些疾病都会有危险,肺动脉高压和肺栓塞会致命的,要重视。您需要马上做一个肺部血管检查(CTA)。"

患者:"好的,那就检查吧,肯定没有啥事。我除了气喘,其他没有觉得不舒服。"

医生:"既然来了就检查一下,大家放心。另外您需要戒烟了。"

患者:"嗯嗯,好吧,我知道。"

第三天,患者要求出院。住院医师认为患者对自己的疾病认识不足,不遵从医嘱,病情重,治疗时间短,抗拒吸氧,对吸烟的危害认识不清,出院后会有一定的风险。那么,对这类患者应该怎样进行健康教育?如何应用动机干预技术?

患者执意要求出院。出院前,上级医生与患者进行了5分钟的交流:

医生:"这两天感觉怎么样了?"(O)

患者:"好一些了。"

医生:"哪些方面好些了?"(O)

患者:"就是气短没有那么严重了。昨天我下楼去,在楼道里来回走了两圈,又做了手操,好像还行,没有以前那么喘了。前几天这样做就不行了,气短、气喘得厉害。"

医生:"是好点了(R),好了多少?如果按照比例,您认为好了几成(O)?"

患者:"也就1~2成吧。"

医生:"只有1~2成,就急于回家。家里还有什么事情?"(O)

患者:"没有办法,我要赶紧回家照顾我老母亲。我儿子替我照顾老母亲,他只休息几天,他现在要走了,我得赶快回去了,不然老母亲没有人照顾。我母亲已经93岁了。"

医生:"照顾老人也是比较辛苦的(R),您觉得压力大吗(O)?"

患者:"我觉得还好,能够承受。她能自己走动,也能自己吃饭、上厕所,就是患有阿尔茨海默病,经常犯糊涂,有时开了煤气或者水龙头忘了关,会有危险。我要时刻看着她。"

医生:"您是比较操心的。"(R)

患者:"没有办法。她养我小,我养她老。还有就是她晚上不睡觉,不停地说话或者骂人,影响我休息。"

医生:"您不容易,60多岁了照顾老母亲(A)。您对您自己的病情了解吗(O)?您知道自己患了什么疾病吗(O)?"

患者:"这个大夫(指着住院医师)说我患了'肺栓塞',还有'猝死',感觉很严重,但是我自己感觉还好嘛。其他还有什么?"

医生:"经过这两天的检查,明确您的疾病诊断是'慢性阻塞性肺疾病',简称'慢阻肺'。您听说过这个病吗?(停顿)也就是过去老百姓说的'老慢支'到了后期的结果。您的慢阻肺已经影响了心脏,心脏和肺脏都影响了,也影响到了血管,所以您走路多了就会气喘。(停顿,等待患者反映。患者没有说话,只是看着医生。)您的身体疾病从检查的结果看还是比较严重的,但是您自己感觉还没有那么严重,说明您既往的身体素质比较好,能够代偿。"[这个段落,医生使用了"告知"的技术,而且解释了结果的严重性和患者感知之间的差异,并且使用了"肯定"(A)的技术。]

患者:"我年轻时当兵,不是吹牛,我可以一口气跑十几公里。"

医生:"您年轻的身体素质强,所以能够代偿您目前的疾病。如果换作其他人,可能早已经喘息得非常严重了,而且早就来看了(S)。您对自己的疾病明白了吗?下一步有什么打算吗(O)?"

患者:"这下我就清楚了。回去后要注意点,好好保养,坚持吃药,还要到呼吸科去看看能不能有更好的办法。"

医生:"您已经明白了自己得病的情况,也知道自己要做什么(R)。说说看,在哪些方面要注意点(O)?"

患者:"回去首要的一件事就是戒烟,还要增加锻炼,另外你们给我配的药物我一定坚持吃,再去呼吸科看看。"

医生:"您有很大的决心要戒烟(R)。您打算采取怎样的方法戒烟呢[开放式提问(O),询问改变的具体计划,让患者说出方案]?"

患者:"慢慢戒烟。先减少吸烟的数量,买点口香糖、零食什么的,想抽烟的时候吃点,不能让嘴巴难受或者闲着;也可以找点别的事情,看看有什么兴趣爱好,转移一下注意力。"

医生:"很好的方法(R)。您打算在多长时间内戒烟(O)?"

患者:"慢慢来吧,争取在半年内彻底把烟戒了。"

医生:"好的,您对自己未来的打算已经很明确了。先戒烟,还要增加活动,另外去看专科医生,坚持服用药物。如果有什么问题也可以来全科门诊咨询。"[医生在这个时候使用了"摘要和释义"(S)的技术,强化了患者需要改进的地方。]

可以看出,该患者自我意识比较强,有主见,对全科医生的信任度不是很高。虽然检查结果很严重,但是患者对"肺栓塞""有猝死风险"等语言表示怀疑,比较抗拒医生的医嘱。所以上级医生在谈话过程中使用了 ORAS 的技术,还有告知、应对改变性语句、给出具体化方案等技术,引导出了患者自我改变的想法和做法,并且强化了该议题。

上级医生返回办公室后,就刚才谈话的过程,组织住院医师进行讨论和反馈,巩固对 MIT 的理解和应用。

1. 按照行为改变的理论,这名患者目前处于行为改变的哪个阶段?你是如何判断的?和 3 天前入院时的状态有什么不同?

2. 刚才与患者交流的过程中应用了哪些具体的技术?是怎么说的?

3. 行为改变的过程中患者多具有矛盾心理,需要克服或认清自己内心的矛盾和冲突。请问这名患者的矛盾心理是什么?为什么?我们是否需要帮助他厘清自己内心的矛盾冲突?

经老师引导,住院医师回顾刚才交流的过程,进一步探讨患者的矛盾心理,评估患者所处的行为改变的阶段,结合案例理解应用 MIT 的过程。

三、掌握 MIT 的重点和难点

反映性倾听既是 MIT 的重点,也是掌握 MIT 的难点。反映性倾听是在倾听的基础上了解这个人的特征、矛盾心理、目前困境,然后用陈述句说出来的过程。反映性倾听的思维模式是谈话者从以自我为中心转变为以对方为中心的关键步骤。列夫·托尔斯泰说过:"人们谈话失败并不是因为缺乏智慧,而是因为自负。"人们认知的局限性导致每个人都希望谈论自己和自己感兴趣的话题,因此反映性倾听的重要步骤是倾听,理解对方感兴趣的内容。

英国剧作家索默斯特·毛姆在自传《总结》中谈到倾听时说过:"很多人都想跟别人谈论自己,可就是没什么人愿意倾听。缄默是在遭到无数次冷落之后的虚假性格。医生应该慎言,应该倾听,医生的耳朵要不厌其烦。"

倾听的首要任务是培养耐心。倾听的方法是带有意识和目的地听;不加判断、不下结论,专心、保持目光接触并配合恰当的表情倾听;等对方说完后再作答,而且使用对方能理解的语言提问和作答,听出对方谈话的要点和核心;避免做出心不在焉的手势和动作,避免打断对方的话,顺利地转换说话者和倾听者的角色。不仅要听出对方讲述的内容,而且要听出其说话时的感觉,这点很重要,也更困难。倾听时,医生表面上是沉默的,此时信息进入医生大脑进行分析和综合;反映时,医生发声,是医生接受了患者信息,经过判断后给患者信息和能量的过程。只有进行高质量的倾听才会有恰当的、有影响力的反映。

"反映"所描述的语言是医生对患者的理解和认识,表现出医生的智慧、用心和机敏程度。"倾听"+"反映"是最重要的启发患者动机的干预模式,是影响医患之间谈话走向的重要步骤,也是本书中将威廉·米勒的核心技术 OARS 调整为 ORAS 的原因。在倾听中,如果感受到患者改变的意愿,要及时识别并且抓住,说出关键的一句话"您打算怎么做?",发展进一步计划。如果感受到患者没有改变的意愿,需要探讨原因,探讨现实困境,了解矛盾心理的两端,讨论价值观。反映的过程是以"说"为主的,需要机敏、恰当、用词准确、到位,根据对患者正向品质的判断、积极潜质的评估做到"恰当地说"。但是不论患者处于哪个阶段,都要有耐心,表达跟随、陪伴的态度,做到适时引导、指导、告知,给予相应的建议。本书总结了反映性倾听的应用流程(图 5-3)。反映性倾听也是培训的难点,可以选择多种临床情景作为题干,从简单反映到复杂反映进行模拟练习,让学员说出倾听后反馈的语言。

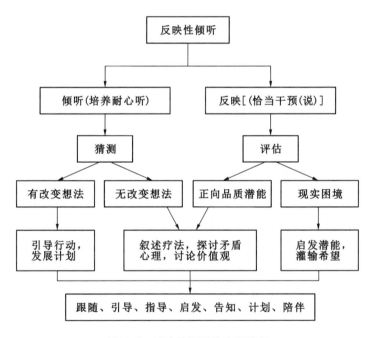

图 5-3 反映性倾听的应用流程

简单反映:刚开始学习 MIT 时,反映的语言不能深入,便做出简单反映:在倾听了患者的叙述后,就某些谈话的要点,重复对方的话;或者猜测字面意思,表述出来;如果患者描述了较多的信息,就猜测患者认为重要的内容,重复。

例如:

患者:"我睡眠不好,每天晚上喝点酒能让我睡个好觉。"

医生:"您睡眠不好。"

"您喝酒是为了睡个好觉。"

复杂反映:好的反映性语言是猜测的内容多一些,重复的内容少一些。而且猜测的内容除了患者字面的意思外,还有患者的思想、内心的情绪等,甚至猜测对方接下去可能要说的话。如果猜测内容恰当,患者就会有感同身受的体验、被理解和接纳的感觉,因此患者对医生的信任会增强。需要注意的是,猜测的内容不要过于超前,跨度太大。也就是对方还没有想到的内容,如果你表述出来,患者会感到尴尬,或者拒绝承认。

例如:

患者:"我睡眠不好,每天晚上喝点酒能让我睡个好觉。"

医生:"您觉得少量喝酒能对您来说有助眠作用。"

"睡眠不好更让您觉得难过,喝点酒能够让您睡得好些,所以您暂时没有想过喝酒的危害(或者'您暂时不想考虑酒精的危害性')。"

引导反映:由于医生是具有专业知识的医疗技术人员,对疾病诊疗相关知识,医生具有话语主动权。因此,全科医生需要培养出对具有健康危险因素的慢性病患者进行健康教育、行为干预和引导的习惯,主动促进患者健康。

首先,根据患者的语言,判断其所处的行为改变的阶段,探究其行为形成的原因,以及目前内心的矛盾状态。如果患者自己认清了矛盾心理"跷跷板"的两端,内心改变和不改变的矛盾就会减轻。如果评估患者有改变的欲望,就用"反映"(R)猜测对方想改变的意思,说出来;如果评估患者不想改变,就猜测患者改变的困难之处,就用疑问"开放式提问"(O)的方式询问。同时评估患者正向品质,在恰当的时候说出患者的优点和优势[肯定(A)]。如果患者对医生的语言内容积极应和,说明谈话符合患者心意,患者认同医生的观点,那么行为改变的承诺就会出现。如果患者沉默不语,可能是医生对患者的想法和困境猜测正确,但是患者本人并没有意识到,医生说出来后将患者的想法从潜意识层面上升到意识层面,患者还没有准备好,不置可否,不知道如何回应医生的话题。此时医生应该保持沉默,预留时间让患者思考。患者沉默不语也可能是因为医生对患者的真实想法和困境猜测错了,但患者并没有直接否认,而是沉默地看着医生,表明患者对医生的话有思考、有认同的可能性。但是如果患者直接辩解,说明医生说到了患者的痛点,让患者感到不舒服、被冒犯了。因此,在实践中要不断练习反映性倾听的技术,将"倾听"和"猜测"对方话中真实想法变成习惯,反复练习,熟能生巧,做到猜测和理解对方语言游刃有余时,就不会分心去想自己要说什么、该怎么说,从而可以一心一意地关注患者话语中的真正含义,听出患者内心的矛盾和困惑。当我们反映性语言变成自动化的过程时,应用 MIT 的过程就如行云流水般自然,对患者启发性语言也会自然而然地涌现。

第六章

动机干预技术培训实践体会

本书将动机式访谈法和其他心理学相关理论相结合,结合教学和培训,建立了新的理论和实践内容更丰富、更适合我国医疗领域(尤其慢性病健康管理、健康教育领域)的 MIT。使用"干预"一词有别于"访谈"。"访谈"是患者来访问,医生与之交谈,医者处于被动接受的地位;而"干预"显示出干预者(全科医生和/或师资)更具有主动性,有意识地主动促进、努力强化被干预者改变的意愿,但又不失其语言中的引导风格。

一、临床上最常见的"指导风格"

医生或者医疗工作者最常见的沟通方式,或者说医生喜欢、善用的沟通方式是:病史询问时"医生问,患者答",告诉病情时"医生说,患者听";患者说了有偏差,医生喜欢及时纠正。所以在学习 MIT 的初期,最容易掌握的是开放式提问和告知,即"医生找出患者的问题(询问和倾听),然后给出诊断和建议治疗(告知)"。这种指导性谈话风格传达的是"我(医生)是专业人员,我知道该如何解决你的问题。我知道你应该怎么做,按照我说的做没有错"。指导风格可以是患者所期望的,并能很好地适应临床的情况。如果做得好,指导能恰当地表达对患者关爱和富有同情心。指导风格在临床多数情况下有效,甚至有时能够挽救患者生命。但是就行为改变的医疗保健,这种患者依赖医生的决定和建议,期望医生替自己负责的方式并不能有效改变患者的健康,就是说医生的权威知识对患者的指导帮助不大。患者只是知道,但是不做或者做不到。

案 例

医生:"您怎么不好了?"(O)
患者:"还是老毛病。膝关节疼痛,真的疼痛得非常厉害,让人难以忍受,你给我的那些药物也无济于事,手术做过了好像一点也没有减轻。我想是不是还有什么问题?"

医生:"您觉得会有什么问题?"(O)

患者:"我的意思是,做完手术我知道会有疼痛,但是没有想到这么疼。会不会手术做得不对,有什么问题?"

医生:"我看了您的膝关节部和 X 光片后,我不这么认为。手术没有问题(告知)。请告诉我,什么时候疼,怎么疼的?"(O)

患者:"多数情况下躺着或者坐着的时候不怎么疼痛,当我从椅子或床上起来的时候,尤其从沙发上起来时就很痛,另外就是走一点路就很痛。有时候疼痛难忍就不想动了,而你们都说要我多活动。"

医生:"是啊,您太胖了,这对您的关节是个很大的负担,所以希望您能够多活动一下,控制饮食,减轻体重。"(告知)

患者:"这个我知道! 但是我一直这么胖,短时间内也不可能减下来,而且现在一动就疼痛,我更懒得动弹了。"

医生:"所以啊,要少吃点,尤其是晚餐。"(告知)

患者:"胖人都馋。现在我又没有什么事情,做完手术要恢复一段时间,又没有别的事情做,只能看看电视,边看边吃零食了。这几天体重又增加了。"

医生:"如果疼痛很厉害,可以做些针灸和康复,让康复师指导您怎么活动避免疼痛(告知)。另外,我继续给您开点止痛药物,疼痛严重不能耐受了可以用些(告知)。还有就是不能坐在低矮的沙发里,这样对膝关节有压力,再次强调要少吃(告知)。"

患者:"这个我知道,你都说过多遍了,家里人也不断提醒我,我尽量少吃点。"

通过对话我们可以清楚地看到患者存在的健康问题,但是通过对话我们也能清楚地知道,患者不会有很好的行为改变。医生认为已经尽到了告知的义务,而且帮助患者联系了理疗师,尽了最大努力帮助患者。

二、动机干预技术的"引导风格"

如果医生想让患者能够更好地合作,讨论患者的生活方式和行为改变,找出患者的健康问题时,调动患者自身的动机、精力和承诺就至关重要。此时谈话用"引导风格"更恰当。针对全科学员的培训也一样,老师能够帮助学员明确学习方法,但是具体学习掌握程度取决于学员自己的努力程度。引导风格传达的理念是"我可以帮助你,但是你自己解决你的问题",即"助人自助"的思想。

行为改变是由当事人自主性决定的,强调人的主观能动性。尽管医生希望患者做出"正确"的选择,但患者自己选择的生活方式决定着其日常行为,从而影响其身体健康发展的趋势。合理膳食、戒烟限酒、适度运动、心理平衡是保持身体健康的基石,疾病发生的原因除了遗传、环境外,60%是不良的生活行为方式。不良生活方式和行为习惯会对人的健康或疾病发生、发展的进程产生重要影响。行为习惯是从小养成的,也是后天习得的。改变不良生活行为取决于患者本人的认知,也可以通过医生的语言干预和影响实现。艺术性地运用MIT的引导风格,能够在不知不觉中启发患者的潜能,调动患者的主观能动性,帮助患者改变观点、改变行为,做出有利于自身的正确的行为决策。相同的案例,用不同的风格进行引导,患者就会有不同的认知。

案 例

医生:"您怎么不好了?"(O)

患者:"还是老毛病。膝关节疼痛,真的疼痛得非常厉害,让人难以忍受,你给我的那些药物也无济于事,手术做过了好像一点也没有减轻。我想是不是还有什么问题?"

医生:"您觉得会有什么问题?"(O)

患者:"我的意思是,我知道手术后会有疼痛,但是没有想到这么疼。会不会手术做得不对,有什么问题?"

医生:"我看了您的膝关节和X光片后,我不这么认为。手术没有问题(告知)。但请告诉我,什么时候疼,怎么疼的?"(O)

患者:"多数情况下躺着或者坐着的时候不怎么疼痛,当我从椅子或床上起来的时候,尤其从沙发上起来时就很痛,另外就是走一点儿路就很痛。有时候疼痛难忍就不想动了,而你们都说要我多活动。"

医生:"您是说不活动时或者平躺时不疼,只有活动或者体位改变时会疼。"(R)

患者:"是的。因为活动了就疼,所以我就懒得动。虽然我知道要适当活动,你也多次说要活动,不然关节会僵硬。"

医生:"是啊,您知道适当活动会对您的关节恢复有好处(R),您认为是疼痛影响了您活动(R)。"

患者:"是的。每次从坐位起身时,尤其是从沙发上起来的时候就很痛,所以就不想起来。但是如果忍着疼痛起来了,活动一会儿也就没有那么痛了,还是要活动活动。"

医生:"您不仅知道活动对您有好处,而且真正站起来活动了,也就没有那么痛了(R)。那么您觉得该怎么办呢?"

患者:"我看我得减重了。你看我太胖了,体重太大,每次从坐着站起来都很费劲。尤其我家里的沙发矮,坐着很舒服就不想动起来,看看电视,吃点零食,一上午就过去了。老伴去菜场买菜,她嫌弃我走得太慢,不让我跟着。家里又没有别的人,我只能看电视了。以后不能老待在家里。"

医生:"实际上您想和老伴一起去菜场买菜(R),您也不想一个人在家里的沙发里坐着(S)。您和她一起去过菜场吗?菜场有多远(O)?"

患者:"也不远。一起去过菜场,刚开始走几步路,有点疼,过一会适应了,活动开了就好点。走慢点也不是很疼,有点疼我也能忍着,但老伴嫌我走得太慢。可是我觉得已经能够走快点了。"

医生:"您觉得已经可以走快点了(R),不如和老伴商量一下,下次一起去菜场。为了不耽搁她的时间,您可以提前一点出发(建议)。"

患者:"你说我能够减重成功吗?都说'迈开腿,管住嘴',我这是迈开腿腿疼,管住嘴嘴馋。一旦待在家里,坐在电视机前就不由自主拿零食往嘴里送了"。(患者憨笑)

医生:"事实上,您什么都知道。您的膝关节难以承受您这么大的重量,减轻体重对关节恢复有帮助,而要想减重,就必须少吃多动(S)。您在想怎么能够做到少吃多动(医生说完停顿一会,察看患者反应)。您可以做些针灸和康复,让康复师指导您怎么活动避免疼痛(告知)。另外,我继续给您开点止痛药物,如果疼痛严重了可以用些(告知)。"

患者:"止痛药就不用了,家里还有点没有吃完。能够忍受疼痛时,我尽量不吃,我担心药物的副作用,'是药三分毒'嘛。我有时自己热敷和按摩一下也能减轻疼痛。"

医生:"您对自己还是照顾得很好(A),以后有什么问题继续联系我(告知)。"

这种谈话方式无论在时间上还是内容上都与"指导风格"的沟通方式没有多大的变化,但是语言风格不同,患者自我认识和自我效能的感受不同,思维和行为走向也不同。因此,学习和掌握 MIT 是对患者慢性病管理有效的技能。

三、引导创新性思维方式

教育培训的三个层次分别是传授知识、培训技能、启迪智慧。在全科医生培养过程中,老师要做到因材施教,深入学员内心,激发学员潜能,使其能够将临床知识和技能运用于居民健康"守门人"和健康"代理人"的服务事业中。全科医疗服务面广、内容宽泛,全科医生需要改变因循守旧的思想,培养创新思维,努力做好基层居民健康保障工作。

创新是在原有的基础上解决问题,迭代升级。本书中的 MIT 也在改良的基础上进行了总结创新,目的是将深奥的心理学咨询技能转化为全科医生的沟通能力和健康教育能力,以及对慢病患者的管理能力。通过培训提升全科学员自主学习的动机,赋予其创新思想。

在培训中,不断有学员询问与实际应用相关的问题,如:

学员 1:"有时患者问我'有时候别人给我递烟,我第一次拒绝了,第二次也拒绝了,第三次就不好再拒绝了,再拒绝就会得罪朋友了。我不想因为这个得罪这个朋友,这时候我该怎么说?'我当时一时不知道该怎么说,所以患者也觉得没有得到我的帮助,我也觉得很无奈。"(学员在应用 MIT 时遇到的困难)

学员 2:"我可以用反映性倾听'如果您多次拒绝别人递烟,您会觉得以后没有朋友了''您害怕拒绝别人的递烟,您会失去这个朋友',但是我说过后感觉我一点同情心都没有,好像我一点不在乎他有没有朋友。事实上我也觉得宁可抽烟也不要失去朋友。"(学员内心的困惑)

学员 3:"如果不断使用开放式提问,比如'您觉得是什么原因引起的?'而患者的回答是'我又不是医生,我怎么知道?'或者'你是医生,你问我怎么知道?'该怎么办?"(学员关于灵活互动能力的困惑)

学员 4:"如果患者出现了非常拒绝的语言,但是过后又说对我很信任,没有想离开的意思,我还要改变我的谈话风格,或者使用应对不和谐的方法来弥补吗?"(具体应对的困境)

…………

老师可以使用多种方法启发学员的潜能,使其能够自己解决这些困难。可以将这些困惑或者问题设计成一个场景,或者设计成活动,由学员演绎并描述他们的想法和解答的方法,教师倾听、观察、点评、反馈,并且讲解其中蕴含的心理、行为和社会因素,启发学员深度思考并发现自己的不足。

反思设问:复述刚才所做的事情(评述做得好的方面和不足之处,为什么这样认为,在这个过程中的感受,为什么会有这些感受,如果下次再做会怎么做)。集体讨论呈现集体智慧。学员通过模仿、比较发现自己的问题,讨论中发展自己的观点,老师在这个过程中引导学员构建什么样的观念、如何构建其观念。老师可以灵活地使用 ORAS 的多种方法来引导。如:

老师:"在学习了反映性倾听后,你能使用'反映性倾听'的语言回答患者吗?"(鼓励学员,使用了开放式提问)

"非常好,你还可以设想一下在与刚才所描述的不同情境下,使用反映性语言。当然也可以用开放式提问的语言来引导,比如'您能否想出既拒绝对方,又避免使对方不高兴的方法?'等。"

"如果患者的语气很生硬,有质问的成分,是否表明前期你们之间的合作关系已经产生了不和谐?你觉察出这个不和谐了吗?你是如何发现的?又是怎样应对的?应该怎样根据谈话情境修改自己提问的内容和语言的风格?"

"你理解得非常好,悟出了双方互动的过程。"

…………

全科医生需要谨记,使用 MIT 不是为患者解决问题,而是帮助患者解决其内心的困惑,使患者正视自己,自己解决问题。同样,老师不是替学员解决问题,而是帮助学员通过学习和实践,自己解决生活和工作中的问题。

通过 MIT 的培训,可以培养全科学员的多种能力:

1. 观察能力

了解患者首先要学会观察。初次见面,脑海中会有"闪电性评估",依据外表和非语言信息在极短的时间内做出判断。判断是相互的,都是以外在表现和行为为依据的,如外表整洁、守时、专心、勤勉、反应机敏等。人的大脑非常忠实于其情感变化,一个人的舒服和难受、愉快和痛苦等情绪,均会导致其身体反应。所以观察一个人的身体动作发生了什么样明显的变化是一种极好的洞察他人所思、所感、所想的方法。保持心情平和,看着对方的眼睛,迎合他人的眼神是诚实、可靠、温暖、积极参与的信息,也是观察的重要组成部分。没有眼神交流被认为是粗鲁、缺乏兴趣、不予关注或者害羞的表现。

2. 沟通能力

没有理想的沟通之道。沟通能力是依情境而定的,沟通能力是可以后天学习和培养的。沟通过程是同伴间的互动,良好的沟通能力对应多样的行为反应。老师要培训全科医生多种行为能力,比如:①根据情境、目的、对人的认识选择恰当行为能力,让互动双方感到舒适;②因时因人因地表现恰如其分的行为技巧,密切感知对方的非语言信息,掌控自己的语言和非语言信息;③在短时间内感知对方认知的复杂度,评估其聪明程度,并调节自己的言行以迎合对方的认知;④展示同理心,从对方的角度思考,并且表述出来,让对方感知到自己的真诚;⑤自我监控,即了解自己的长处和短处,有自我意识,在交流中敏锐地觉知自己的情绪,调整行为使之适切。

3. 写作能力

每次培训结束后要求学员撰写反思日志,即每个学员被要求花时间写下培训后的感想,以及在日常工作中应用 MIT 的体会,包括难点、困惑以及应用过程中能够起作用的语言和认为不起作用的地方,等等。鼓励更深入地思考和独立写作,不拘一格。培训课程中鼓励当众表述,培养学员的语言表达能力。发现各个学员的不足和长处,如:有些学员因为害羞而畏惧当众表述,或者言语措辞不当、逻辑性不强、词汇匮乏,老师仍然要表达耐心,展示包容和欣赏;有些学员撰写心得时,能很好地表达自己,甚至文采飞扬,表现出信心,语言流畅、逻辑清晰,真实描述了对 MIT 的理解、认识和应用,老师需要深入挖掘他们的想法,鼓励他们将所思所想都表达出来,培养符合逻辑、文字贴切、描绘形象、生动、清晰的文笔。

4. 创新能力

创造力并不仅仅与天赋有关,还与自我表达和自我探索有关。创造性思维是应对环境和不确定性问题的解决能力,不应有束缚,不应有框架。要在整个 MIT 的培训过程中,营造一种包容的、自由的、鼓励创造的环境,使学员内心自由,探索自己,认识他人,通过观察环境、洞察自我和他人产生智慧,始终保持探究未知事物和人性的能力和兴趣,以合作、接纳、真诚、启发的初心帮助他人。

下篇参考文献

[1] 林琳."成果为本"教育理念在医学教育中的意义及实践[J].黑龙江科学,2019,10(21):44-45.

[2] 邹长青,赵群,夏红梅,等.高等医学教育理念的历史演进[J].医学与哲学,2015,36(8):80-82.

[3] 李英华,李长宁.国际健康教育专业人员专业能力评价标准研究[J].中国健康教育,

[4] 李献青,张玲.公共健康视域下全科医生健康管理与指导能力的培养[J].保健医学研究与实践,2020,17(4):77-81.

[5] 中国健康教育中心.健康教育人员专业能力建设指南及解读[M].北京:人民卫生出版社,2021.

[6] 李英华,李长宁.美国健康教育专业人员资格认证开发过程[J].中国健康教育,2021,37(1):57-62.

[7] 孙晓玮,张建刚.美国医学教育理念,教学设计分析:UCLA教学观摩体会[J].中国高等医学教育,2019(8):128-129.

[8] 彭柯,谢波,龚放,等.社会工作理念方法融入全科医师规范化培训的探讨[J].中国卫生事业管理,2021,38(2):139-141.

[9] 柏拉克.心理学家教你相面术[M].张百顺,译.北京:金城出版社,2011.

[10] 华生.行为心理学:华生的实用心理学课[M].倪彩,译.北京:中国纺织出版社,2019.

[11] 潘小梅,宋咏堂.卓越医师培育理念对继续医学教育内涵的影响[J].中国现代医学杂志,2012,22(36):111-112.

[12] 克里希那穆提.一生的学习[M].北京:群言出版社,2004.

[13] Miller L S, Gramzow R H. A self-determination theory and motivational interviewing intervention to decrease racial/ethnic disparities in physical activity: Rationale and design [J]. BMC public health, 2016,16(1):768.

[14] Jansen J J, Grol R P, Van Der Vleuten C P, et al. Effect of a short skills training course on competence and performance in general practice[J]. Medical education, 2000,34(1):66-71.

[15] Lloyd-Jones D M, Allen N B, Anderson C A, et al. Life's essential 8: Updating and enhancing the American Heart Association's construct of cardiovascular health: A presidential advisory from the American Heart Association[J]. Circulation, 2022,146(5):e18-e43.

[16] Motivational Interviewing Network of Trainers(MINT)[EB/OL].[2021-10-28]. https://motivationalinterviewing.org/.

[17] Tomlin K, Walker R D, Grover J, et al. Motivational interviewing: Enhancing motivation for change: A learner's manual for the American Indian/Alaska Native counselor[EB/OL].[2024-10-30]. http://www.thenationalcouncil.org/wp-content/uploads/2021/04/Learners_Manual_for_Motivational_Interview/ing-pdf.

[18] Berg-Smith S M. The art of teaching motivational interviewing: A resource for MI trainers.[EB/OL].[2024-10-30]. http://berg-smithtraining.com/.

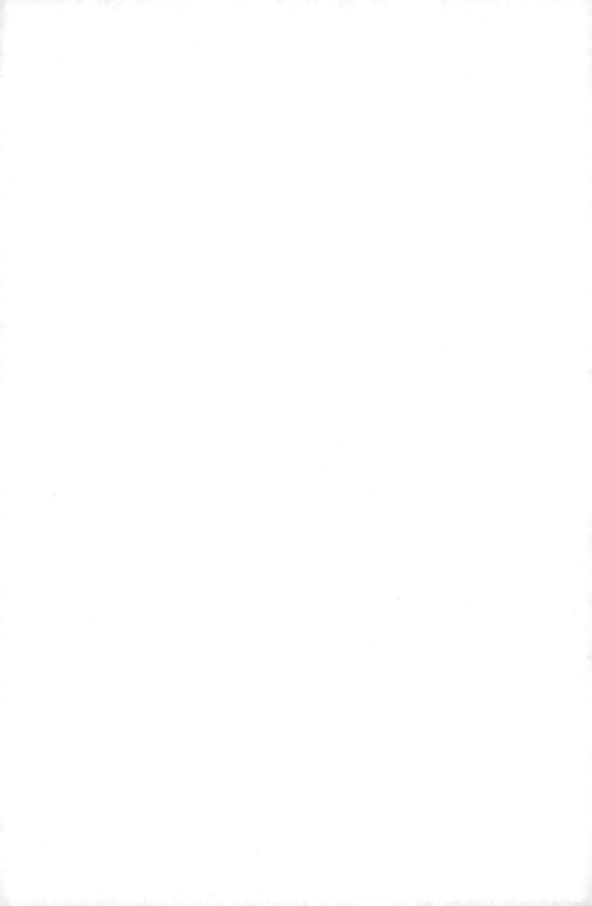